代中醫論叢・臨床診斷類

血液病中醫論治

余明哲、范玉櫻 編著

東大圖書公司

國家圖書館出版品預行編目資料

血液病中醫論治／余明哲，范玉櫻編著.－－初版一
刷.－－臺北市；東大，2002
　　面；　　公分－－(現代中醫論叢. 臨床診斷類)

ISBN 957-19-2706-6　(平裝)

1. 方劑學(中醫) 2. 血液－疾病

414.65　　　　　　　　　　　　　91014258

網路書店位址　http://www.sanmin.com.tw

© 　血液病中醫論治

編著者　余明哲　范玉櫻
發行人　劉仲文
著作財　東大圖書股份有限公司
產權人　臺北市復興北路三八六號
發行所　東大圖書股份有限公司
　　　　地址／臺北市復興北路三八六號
　　　　電話／二五〇〇六六〇〇
　　　　郵撥／〇一〇七一七五——〇號
印刷所　東大圖書股份有限公司
門市部　復北店／臺北市復興北路三八六號
　　　　重南店／臺北市重慶南路一段六十一號
初版一刷　西元二〇〇二年九月
編　號　E 41021
基本定價　參元肆角
行政院新聞局登記證局版臺業字第〇一九七號

編寫說明

　　血液病即造血系統疾病，包括原發於造血系統的疾病（如原發於骨髓組織的白血病）和主要累及造血系統的疾病（如缺鐵性貧血）。臨床主要表現為外周血細胞成分、功能的變化，實質性造血器官的腫大，造血機制的障礙等。引起造血系統疾病的原因很多，目前已知的主要有感染因素、遺傳因素、化學因素、物理因素、代謝異常、變態反應、腫瘤等。近年來，隨著醫學研究的深入，人們對某些血液病的認識與治療更趨完善。

　　血液病的發病機理複雜，不同的疾病有著不同的病理機制，其治療也完全相異，甚至相反。然而中醫本著「辨證求因、審因論治」的理論，經過數十年的臨床研究，在血液病治療方面積累了豐富的經驗，取得了可喜的療效，尤其在緩解西藥治療某些血液病的毒副作用方面發揮著不可替代的作用。為了進一步推動中醫藥在血液病治療上的運用，造福於廣大血液病患者，我們查閱了大量文獻資料，收集了近20年來當代中醫醫家診治常見血液病之名方、驗方、有效良方，並根據中醫辨證論治，提供了這些方藥和療法的系統資料，編成本書，以期能開闊讀者臨證思路，提高診療水準。

編者於
北京中醫藥大學
元培科學技術學院

血液病中醫論治

目　次

第一章 缺鐵性貧血

　　缺鐵性貧血是由於體內缺少鐵質而影響血紅蛋白合成所引起的一種常見貧血。主要由於鐵的需要量增加而攝入不足、鐵的吸收不良、或失血過多等引起的骨髓、肝、脾及其他組織中缺乏可染色鐵，血清鐵濃度和血清運鐵蛋白飽和度均降低。臨床表現為面色萎黃或蒼白，倦怠乏力，食慾減退，噁心噯氣，腹脹腹瀉，吞咽困難，頭暈耳鳴，甚則暈厥，稍活動即感氣急，心悸不適。婦女可能有月經不調、閉經等。病久者可能有指甲皺縮、不光滑、反甲，皮膚乾枯，毛髮乾燥脫落。嚴重貧血時可能出現充血性心力衰竭，也可能發生浮腫，舌炎，口角破裂。

　　中醫學認為，本病的形成多由先天稟賦不足，飲食不節，長期失血，勞倦過度，妊娠失養，病久虛損等引起脾胃虛弱，氣少血衰所致，屬「虛勞」、「虛損」、「萎黃」、「黃腫」和「黃胖」等範疇。依其臨床實際，本病大致可分為脾胃虛弱、氣血雙虧、肝腎虧虛等證型，治以健脾和胃、氣血雙補、滋補肝腎為基本原則。且脾虛是本病的關鍵，故益氣健脾生血是主要治法。

一、辨證分型

㈠脾胃虛弱（氣血雙虧）

1. 健脾益氣方 ❶

　　【藥物組成】人參9～12克，黃芪20～30克，炙甘草9～12克，白朮12克，山藥15克，大棗10枚，生薑9克，桂枝6～9克，五味子6～9克，砂

---

❶ 孫新華，〈健脾益氣方治療貧血34例療效分析〉，《中醫雜誌》，1985，(1)：28。

仁6〜9克。

【加減變化】兼痰濕者加茯苓、法半夏、薏苡仁；伴氣血瘀滯者加丹參、赤芍、薑黃、血竭；伴血溢絡外者配用藕節、側柏葉、三七粉；寒甚者伍以高良薑、吳茱萸。

【功效】益氣生血，健脾攝血。

【適應病症】缺鐵性貧血，脾虛型。症見面色蒼白少華，全身疲乏，四肢無力，自汗氣短，食慾不振，大便溏薄，腹脹，舌淡紅，苔薄膩，脈細滑。

【用藥方法】水煎服，日1劑。

【臨床療效】治療34例，其中顯效16例，占47.1%；進步13例，占38.2%；無效5例，占14.7%。總有效率85.3%。

【藥理】健脾益氣方對紅血球系統有雙向調節作用，既能使增生亢進者功能降低，又能使增生低下狀態者功能升高。而對於粒細胞系統及巨核細胞系統則有促進其增殖、分化、成熟和釋放的作用。健脾益氣方能糾正機體脾虛狀態，改善造血物質的吸收和利用障礙，從而阻斷貧血的病理進展過程，促進造血功能的恢復。

【經驗體會】貧血的病機多以脾虛為主要環節，因此從一定程度上說，貧血可視為脾虛的佐證。鑑於脾虛是貧血的主要病理特點，故擬定健脾益氣方治療。方中人參、黃芪、白朮、山藥、大棗、炙甘草大補中焦，受氣取汁；加桂枝啟導心火，以助其化赤為血；配五味子斂氣束血，使營行脈道而不外散；佐生薑、砂仁溫中醒脾以運中氣。全方具有益氣生血、健脾攝血之功。

2. 補血靈糖漿 ❷

【藥物組成】製首烏30克，雞血藤30克，熟地黃30克，當歸30克，炒白朮20克，炒穀麥芽各30克，陳皮10克，五味子10克，大棗15枚。

---

❷ 郭錦章，〈自擬補血靈糖漿治療小兒營養性貧血〉，《河南中醫》，1987, (3): 17。

【功效】補氣生血，健脾和胃。

【適應病症】小兒缺鐵性貧血，證屬脾胃兩虛，氣血不足者。

【用藥方法】上藥濃煎成500毫升，加白糖及防腐劑適量裝瓶。每次服量：1歲以內10～15毫升，1～3歲20～30毫升，4～6歲30～40毫升，每日3次，溫開水送服。

【臨床療效】共治療67例患兒，服用本方均先後治癒。

【經驗體會】方中熟地、當歸、首烏、雞血藤養血補血，雞血藤又能活血生血；白朮健脾和胃；炒穀麥芽各有消食化積之功；五味子安神養血，且能斂汗醒脾健胃；配陳皮理氣，以防補中滯膩之弊；大棗和中養胃。全方有補氣生血，健脾和胃之功。

3. 當歸養血膏 ❸

【藥物組成】當歸、白芍、茯苓、川芎、熟地黃、阿膠、黃芪、黨參、炙甘草、蔗糖。

【功效】益氣養血，調補脾胃。

【適應病症】缺鐵性貧血，屬脾胃化源不足，氣血雙虧者。症見乏力頭暈，失眠健忘，手足發麻，舌淡紅苔白，脈沈細。

【用藥方法】以上藥物製成規格為200毫升／瓶的膏劑，成人每日服2次，每次30毫升，15天為1療程，按病情不同分別服用1～4個療程。

【臨床療效】共治療缺鐵性貧血30例，治療前血紅蛋白在4.5～9.8g/L之間。1～2個療程後檢查，平均每人增加血紅蛋白1.5g/L。

【經驗體會】本方是以當歸為主的複方，方中當歸、熟地、阿膠、白芍、川芎養血補血；黨參、黃芪、茯苓、甘草益氣扶正。諸藥共奏氣血雙補之功，故廣泛適用於氣血虧虛引起的多種病症。通過臨床驗證，本品有明顯升高血紅蛋白、紅血球、血小板的作用。

---

❸ 當歸養血膏協作組，〈當歸養血膏臨床療效觀察〉，《中醫雜誌》，1988，(12)：43。

4.健脾生血片（丸）　❹

【藥物組成】黨參、陳皮、白朮、茯苓、甘草、大棗、綠礬。

【功效】健脾，益氣，生血。

【適應病症】缺鐵性貧血。症見面色萎黃，神倦自汗，心悸氣短，失眠多夢，頭暈目眩，食慾不振，腹脹，腹瀉，舌淡紅苔薄白，脈沈細。

【用藥方法】健脾生血丸，每服1丸，每丸含綠礬0.25克，日服2次，飯後服；健脾生血片，每服6片，每片含綠礬0.026克，日服3次，飯後服。血紅蛋白恢復正常後一般還需繼續用藥3～6個月以鞏固療效，減少復發。

【臨床療效】共治療194例，其中服用健脾生血片93例，健脾生血丸101例。結果表明，兩組升高血紅蛋白療效相似，貧血糾正率為100%；貧血一般症狀的改善率，健脾生血丸為86.7%，健脾生血片為95%。

【藥理】健脾生血片可明顯提高紅血球、血紅蛋白、紅血球壓積，增加全血鐵，對環磷醯胺、絲裂黴素造型的小鼠也有一定的升高血小板及白血球作用。同時還發現大劑量健脾生血片可阻止實驗動物體重減輕，提高動物進食量。

【經驗體會】中醫無缺鐵性貧血的病名，根據其臨床症狀的觀察應歸於「血虛」、「虛勞」範疇，病機多由脾胃虛弱所致。筆者對缺鐵性貧血的症狀調查表明，本病臨床多有面色萎黃、倦怠自汗、心悸氣短、失眠多夢、頭暈目眩、食慾不振，甚則噁心、嘔吐、腹痛、腹瀉等症狀。據此，筆者用健脾生血法治之，擬定的健脾生血丸（片）係以四君子湯加綠礬為主，方中四君子湯對胃腸功能有雙向調節作用，臨床可治多種消化道疾病，也可治療因缺鐵性貧血而出現胃腸道症狀。綠礬一藥，臨床所見雖有與硫酸亞鐵相似的補血效果，但其胃腸道副作用並不低於硫酸亞鐵，因而配合應用具有調理胃腸功能的中藥，不僅能有效地補充鐵

---

❹ 陳信義等，〈健脾生血法治療缺鐵性貧血的研究〉，《中醫雜誌》，1989，(11)：32。

元素缺乏，升高血紅蛋白，而且還可減少或防止綠礬中所含硫酸亞鐵引起的胃腸道副作用。

5. 參芪沖劑 ❺

【藥物組成】炒黨參、炙黃芪、當歸、茯苓、白芍、陳皮、炒山楂、紅棗等。

【功效】調補脾胃，補益氣血。

【適應病症】小兒營養性貧血，脾虛胃弱、氣血不足者。症見消瘦乏力，納呆食少，大便稀，面色蒼白，舌淡苔白，脈沈細或弦滑。

【用藥方法】以上藥物，研末製成沖劑，每袋15克，每日2次，療程1個月。

【臨床療效】治療56例，服藥1個月，其中顯效（服藥後血紅蛋白上升20g/L以上）28例；有效（服藥後血紅蛋白上升10g/L以上）27例；無效（服藥後血紅蛋白上升不及10g/L）1例。總有效率98.2%。

【經驗體會】《靈樞·決氣篇》曰：「中焦受氣取汁，變化而赤是謂血」。脾為後天之本，有消化水穀，吸收津液，補充氣血之生理功能。脾氣健運則氣血充盛，脾氣虛弱則氣血不足。小兒脾常不足，若肥甘失調，飲食不節，最易損傷脾氣，化源不足是形成營養性貧血的主要原因。所以調補脾胃，補益氣血、滋其化源就成為治療的關鍵。參芪沖劑以黃芪、黨參益氣健脾；白芍、大棗滋養氣血，且防參芪溫燥之弊；當歸養血活血，與參芪合用，則氣血雙補；茯苓、陳皮、山楂調補脾胃，開胃進食。經劑型改良後，服用方便，對不能接受鐵劑的患兒更為適宜。

---

❺ 王曉鳴，〈參芪沖劑治療小兒營養性貧血56例〉，《浙江中醫學院學報》，1990，(2)：23。

6.黃芪烏梅飲 ❻

【藥物組成】黃芪、烏梅、黨參、白芍、桂枝、製首烏、五味子、甘草、代赭石。

【加減變化】脾陽虧虛者，可合附子理中湯加減；心脾兩虛者，可合歸脾湯加減；氣陰不足者，可合生脈散加減；脾腎陽虛者，加仙茅、仙靈脾、巴戟肉；納穀不香，脘腹脹滿者，加豆蔻、木香、陳皮、砂仁；經來量多者，伍以蒲黃炭、煨木香、阿膠；夢多者，伍五味子散、石菖蒲、珍珠母、甘草或棗仁、黃連、夜交藤；胃病患者，用酸味過量易引起胃病復發，出現脘腹脹痛時，宜減輕烏梅、五味子等酸味藥的量，稍增行氣和胃藥；腸胃枯燥，大便秘結者，加大麻仁、郁李仁、柏子仁；若濕濁中阻或宿食壅滯徵象者，先用平胃散、保和丸、甘露消毒丹、溫膽湯等利氣化濁導滯，待濁邪淨盡，再用原方。

【功效】健脾益氣，養血和營。

【適應病症】缺鐵性貧血，證屬脾胃虛弱者。

【用藥方法】水煎服，日1劑。

【臨床療效】治療75例，其中顯效55例，有效20例，無效0例，總有效率100%。

【經驗體會】本病屬於中醫「血虛」、「虛黃」、「黃胖」範疇，為脾胃虛弱所致。從脾虛貧血患者治療前後血象及脾虛證候的變化分析，糾正機體脾虛狀態，改善造血物質的吸收和利用障礙，能夠阻斷貧血的病理變化進程，進而促進造血功能的恢復。據此擬具有健脾益氣，酸甘化陰之功的黃芪烏梅飲作為治療缺鐵性貧血的主方。在治療過程中，應注意本病的一些特點。一、酸甘化陰法：本病患者常兼有胃陰不足，故在處方中加入酸味藥。而某些酸味藥，如五味子、山萸肉、白芍、烏梅、

---

❻ 戴其舟，〈黃芪烏梅飲治療缺鐵性貧血75例臨床觀察〉，《浙江中醫學院學報》，1990，(50)：11。

酸棗仁等本身又具有補血生血作用。同時酸甘合用，化生陰陽，避免純用補陰藥而滋膩滯胃；並且用酸味藥與西藥治療缺鐵性貧血加用維生素C有相合之處，在酸性環境中可使鐵吸收增加10倍。本方運用酸甘化陰法，使血紅蛋白值顯著上升，貧血症狀迅速好轉，說明酸味藥在增加鐵吸收和鐵利用方面起到重要作用。二、堅持治療，注意鞏固。尤其是消化道手術後引起的患者，療程較長，故在治療過程中，需告知患者堅持治療。在取得療效後，也需要一個鞏固治療的階段。即使臨床症狀基本痊癒，血紅蛋白已達正常，一般仍應囑其繼續服藥1～2個月，直至骨髓可染色鐵恢復正常。

7. 健脾膏 ❼

【藥物組成】黨參、蒼朮、白朮、茯苓、黃芪、丹參、骨碎補、陳皮、使君子、萊菔子、丁香、肉桂、冰片。

【功效】益氣健脾，和胃調中，養血和血，行氣消滯。

【適應病症】缺鐵性貧血，證屬脾虛氣弱，中土不足，不能生化者。

【用藥方法】以上藥物，製成膏劑，外敷於穴位之上。所用敷貼穴位：血海、足三里、三陰交、膈俞、脾俞、神闕、氣海、中脘。每次選單側穴位4個，每穴上敷藥直徑約1釐米，外覆消炎止痛膏貼牢。隔3天換藥，每週換藥2次，10週為1療程，共敷藥20次。

【臨床療效】共治療92例，其中治癒80例，好轉9例，無效3例，總有效率96.74%。

【經驗體會】中藥穴位敷貼療法是通過穴位吸收藥物，經由經絡傳導來達到治療的目的。筆者參考《理瀹駢文》中的「健脾膏」研製成益氣健脾、活血養血、行氣消積的中藥膏，配合外敷消炎止痛膏敷在脾胃經為主的穴位上。「足三里」為陽明之合，能扶脾土以補中氣;「三陰交」、

---

❼ 周黎明，〈幼兒缺鐵性貧血用穴位敷貼療法的臨床觀察〉，《上海中醫藥雜誌》，
　1990，(9)：13。

「血海」是脾經要穴，可以健脾、化積、消滯、養血；「氣海」是生氣之源；「神闕」能補益氣血、健脾和胃、消食導滯；「中脘」是脾經「募穴」，腑會中脘，能增強胃腸蠕動，治脾胃虛弱；「膈俞」是八會穴的血會；「脾俞」能健脾助消化和促進呼吸。而用少量中藥外敷通過穴位經絡起作用，更有用藥少、價廉方便、無痛苦、無副作用、使患兒的體質和食慾顯著增強的作用，確為比較理想的治療方法。

8.複方必榮沖劑 ❽

【藥物組成】花粉、黃芪、黨參、雲苓、棗仁、熟地、當歸等。

【功效】補中益氣，養血安神。

【適應病症】缺鐵性貧血，屬脾胃虛弱，氣血不足者。症見面色蒼白，心悸怔忡，倦怠乏力，納果，失眠多夢，舌淡苔白或白膩或黃膩，脈沈細或弦細滑等。

【用藥方法】將以上藥物製成沖劑，每次15克，每日2次。

【臨床療效】治療68例，其中臨床痊癒25例，占36.8%；顯效16例，占23.5%；有效20例，占29.4%；無效7例，占10.3%。總有效率89.7%。

【經驗體會】必劑精選花粉為主藥，另選用2味中藥，其功能在於補中益氣、養血安神，還有養心腎、固精氣之功。缺鐵性貧血大多為氣虛型，與脾、肝、腎諸臟關係較為密切。脾為「後天之本」，主運化，脾虛則運化失常，水穀精微不能輸佈全身，病人多有消化吸收功能不良。本沖劑除有健脾、促進造血之功外，還有清利濕熱作用，故病人之白膩、黃膩苔治療後均能轉為薄白。本沖劑之精選花粉含有蛋白質、氨基酸等，還有人體所需的維生素、23種微量元素、多種酶類，能促進人體造血，調節機體代謝，增進食慾，提高機體免疫力。

---

❽　張永健等，〈複方必榮沖劑治療缺鐵性貧血84例臨床觀察〉，《中醫藥研究》，1992，(6)：34。

9. 增血寧糖漿 ❾

【藥物組成】熟地黃、白芍各100克，當歸、茯苓各120克，淮山藥、薏苡仁各150克，阿膠、川芎各90克。

【功效】健脾和胃，益氣養血。

【適應病症】缺鐵性貧血，證屬脾虛，氣血不足者。

【用藥方法】上藥加清水煎沸，微火濃煎成3000毫升，100目過篩，加蔗糖500克，並加適當防腐劑，冰箱內保存備用。每次20毫升，每日3次。

【臨床療效】治療缺鐵性貧血46例，其中40例治癒，占87%；6例有效，占13%。

【經驗體會】缺鐵性貧血的治療較為簡單，一般採用有機鐵或無機鐵口服治療，均可獲得良好效果，但鐵劑對胃腸道的刺激較大，很難為患者接受。筆者採用增血寧治療，效果較好，療效迅速可靠，藥物口感良好，無胃腸道副作用。方中熟地黃、阿膠、當歸、白芍、川芎為補血要藥；茯苓、淮山藥、薏苡仁有健脾之功，故能調整脾胃功能，增加食慾；配合維生素C更能促進鐵質的吸收。

10. 養血口服液 ❿

【藥物組成】黨參、白朮、黃芪、當歸、雲苓、陳皮、甘草。

【功效】健脾益氣，養血調中。

【適應病症】小兒缺鐵性貧血，屬脾胃虛弱，化源不足者。症見食慾不振，面黃腹脹，大便失調，神疲多汗，舌淡、苔白、質胖嫩。

【用藥方法】以上藥物濃煎至一定量後，分裝於10毫升安瓿內備用。

---

❾ 石彩橋等，〈增血寧治療青年學生缺鐵性貧血46例〉，《安徽中醫學院學報》，1994，(2)：29。

❿ 王大憲等，〈養血口服液治療小兒缺鐵性貧血78例〉，《湖北中醫雜誌》，1994，(4)：45。

每人每次10毫升，每日2次。4週為1療程。

【臨床療效】治療78例，痊癒61例，顯效5例，好轉6例，無效6例，總有效率92%。治療後臨床症狀均有明顯好轉，面色萎黃緩解率為82.09%，納差緩解率96.47%，腹脹緩解率88.89%，大便失調緩解率93.75%，多汗緩解率96.43%。

【經驗體會】脾為後天之本，生化之源，小兒脾常不足，加之後天餵養不當，飲食不節，導致營養物質的吸收障礙，鐵的吸收減少，出現貧血。故中醫辨證多為脾氣虛弱，其治療的根本在於健脾益氣，恢復脾胃的運化功能，促進鐵的吸收利用，使有形之血，生於無形之氣。養血口服液重用黃芪、黨參補氣；白朮、茯苓健脾益氣，生血之源；配合當歸補血，則陽生陰長，貧血的症狀得到迅速改善。

11. 健脾生血湯 ⓫

【藥物組成】太子參20克或黨參20克，白朮15克，雲苓30克，生山藥30克，當歸20克，白芍20克，雞內金15克，枸杞子20克，女貞子20克，皂礬2克，陳皮15克，炙甘草6克，大棗7枚。

【加減變化】陰虛症狀明顯者加生地20克，丹皮20克，旱蓮草30克；陽虛症狀明顯者加菟絲子20克，仙靈脾20克，巴戟天30克。

【功效】健脾生血。

【適應病症】缺鐵性貧血，脾虛型。

【用藥方法】水煎服，每劑煎2次，各取汁250毫升，混合後，早晚飯後20分鐘各溫服1次，日1劑。血紅蛋白升至100g/L後，部分病人可把上方製成水丸，每次9克，每日3次，飯後服。在治療貧血的同時，如有腸道寄生蟲病、胃炎、腸炎、月經量多、痔瘡等疾病的患者，應積極治療上述疾病。並囑其平時多食黑木耳、豆製品及動物肝臟，忌飲濃茶水。

⓫ 楊玉蘭，〈健脾生血湯治療缺鐵性貧血50例臨床觀察〉，《河南中醫藥學刊》，1997，(5)：36。

【臨床療效】治療50例，其中臨床治癒（血紅蛋白(Hb)恢復正常，男性120g/L，女性110g/L，妊娠100g/L；血清鐵蛋白(SF)20ug/L，紅血球游離原卟啉(FEP)＜0.9umol/L，缺鐵的病因消除。）35例；好轉（血紅蛋白上升20g/L以上，症狀明顯減輕）12例；無效（血紅蛋白上升不及20g/L，症狀無改善）3例。療效最早出現時間為5天，最遲為10天，未出現服藥後胃痛、噁心等副作用。

【經驗體會】本病屬中醫的「虛勞」、「黃病」範疇。乃營血不足，五臟六腑、四肢百骸失養所致。脾胃為後天之本，氣血生化之源。《靈樞》謂：「中焦受氣取汁，變化而赤是謂血」。營血主要出於中焦，營血不足，則責之於中焦脾胃虛弱，氣血化生之源不足。所以脾虛是本病的根本。健脾生血湯方中黨參、白朮、雲苓、山藥、大棗、炙甘草健脾益氣；當歸、白芍、枸杞子、女貞子滋陰補腎；雞內金、陳皮理氣化積；甘草調和諸藥。根據現代藥理研究，皂礬的主要成分是硫酸亞鐵，而缺鐵性貧血的本質是因各種原因引起的體內鐵離子缺乏所致。本方把辨證與辨病相結合，共同起到了健脾補鐵生血之功效。使營血充足，消除諸臟之虛，而使諸證消失。健脾生血湯中加用含有硫酸亞鐵的皂礬，既調整了病人脾胃虛弱，吸收不良的弱點，又抑制了皂礬所致的胃痛、噁心等副作用，使病人易於長期接受治療，以免影響療效。

㈡肝腎虧虛

1.補脾益腎方 ⑫

【藥物組成】黃芪、雞血藤、山藥各30克，黨參、熟地、枸杞子各12克，白朮、當歸、菟絲子各10克，茯苓、阿膠（烊化）、鹿角霜各15克。

【加減變化】心悸不寐夢多加炒棗仁、桂圓肉、遠志；氣短腰腿痠軟者加桑寄生、山萸肉、五味子；腹脹納差加枳殼、陳皮、神曲、雞內

---

⑫ 楊秀清，〈補脾益腎治療缺鐵性貧血85例〉，《陝西中醫》，1989，(9)：392。

金；腹瀉便溏日久不癒加赤石脂、扁豆、五味子；月經過多加用龍骨、牡蠣、山萸肉。

【功效】健脾補腎，益氣養血。

【適應病症】缺鐵性貧血，脾腎雙虧型。症見頭暈乏力，納差，心悸，面色萎黃或蒼白，舌淡苔白厚，脈沈細無力或弦細數。

【用藥方法】水煎服，日1劑，共服藥4～6週（少數患者服藥達10週）。

【臨床療效】共治療85例，治癒23例，緩解38例，好轉21例，無效3例，總有效率96%。

【經驗體會】在臨證中缺鐵性貧血多見頭暈乏力，心悸納差，面色萎黃或蒼白等症狀，筆者認為是由於脾胃虛弱而兼有腎虛，生化乏源所致。故用補脾益腎法治療。自擬的基本方中，黨參、黃芪、茯苓、白朮、山藥、菟絲子補脾益氣使氣旺可以生血，現代醫學研究證明黨參、白朮、茯苓能促進紅血球生成；當歸、雞血藤、阿膠補血養血；鹿角霜、熟地、枸杞益腎添精；山藥平補腎氣；鹿角霜、菟絲子又溫壯腎陽使陽生陰長。全方共奏補脾益氣，益腎添精，氣旺血生之目的。從本組病例中看出患者症狀改善較快，病情好轉後持續時間較長，這與本法調動了臟腑功能活動使精微物質得到正常吸收，從根本上改善了血液的來源有關。同時又根據脾腎為先後天的關係和精虛者宜補其下的原則又選用了熟地、阿膠、枸杞、鹿角霜之屬以益腎生精，促進了血液的生成，故不僅症狀改善，貧血程度也得到緩解，同時又避免了長期服用鐵劑而致消化道症狀的發生。

2.三參五仙湯 ⑬

【藥物組成】南沙參、炒黨參、丹參各15克，仙靈脾、仙鶴草、焦三仙各10克。

【加減變化】氣虛明顯者加炙黃芪15克，炒白朮6克；大便乾結者加

⑬ 周煒，〈三參五仙湯治療小兒營養性貧血〉，《吉林中醫藥》，1991，(4)：24。

炒白芍10克，製大黃3～6克；夜寐不寧者加何首烏、夜交藤各10克。

【功效】健脾助運，益氣養血，溫腎養陰。

【適應病症】缺鐵性貧血，證屬脾腎兩虛者。症見面色蒼白，消瘦，納差乏力，唇甲無華，舌淡苔薄白，脈細數者。

【用藥方法】水煎服，日1劑。濃縮至200～300毫升，每日服藥3～4次，每次60～100毫升，10日為1療程。

【臨床療效】治療46例，其中顯效29例，有效14例，無效3例。

【經驗體會】小兒營養性貧血或責之挑食偏食，或責之餵養不當，日久食積脾胃，運化無權，氣血生化無源。三參五仙湯旨在消食健脾助運，以資氣血生化之源，益氣壯陽、補氣生血。方中南沙參養胃陰助脾運，補脾不礙脾；黨參益氣健脾以助生血；丹參一味「功同四物」；仙靈脾壯陽補腎；仙鶴草消宿食，散中滿；焦三仙消食導滯、助運生新。諸藥共奏健脾消食、益氣補血之功。

3. 補腎生血湯 ❹

【藥物組成】小紅參10克，磁石、生黃芪各30克，阿膠12克，鹿角膠、龜板膠、白朮、陳皮各10克，當歸、白芍、熟地黃、首烏、枸杞子、紫河車各15克，炙甘草6克。

【功效】健脾補腎，益氣養血。

【適應病症】缺鐵性貧血，肝腎兩虛型。

【用藥方法】水煎，分2次服，日1劑，20天為1療程。

【臨床療效】共治療54例，其中治癒28例，緩解14例，好轉8例，無效4例，總有效率92.6%。有效的50例中，服藥後血紅素平均上升幅度男性58g/L，女性51g/L，其中檢查15例血清鐵恢復正常。

【經驗體會】缺鐵性貧血屬中醫中「虛損」、「血虛」等範疇。筆者根據《內經》精血同源的理論，自擬「補腎生血湯」治療。方中紅參（黨

❹ 何國興，〈補腎生血湯治療缺鐵性貧血54例〉，《陝西中醫》，1991，(6)：253。

參）能使血色素增加，血液濃度增高，有增加紅血球的作用；黃芪補氣升陽；甘草補中益氣，調和諸藥；阿膠補血止血，有加速血液中紅血球和血色素的生長作用；鹿角膠補益精髓，壯陽健骨，能增加紅血球、血色素及網狀紅血球；龜板膠健骨補血，滋陰潛陽；當歸補血活血調經；白芍養血斂陰；熟地補血益精，滋腎養肝；首烏養血益肝，固精補腎；枸杞子補肝以養血，益精能助陽；白朮健脾和胃；紫河車大補氣血，能治虛損勞傷，營血不足，精氣虧損；黑磁石具有強壯補血；陳皮理氣，以防補中滯膩之弊。全方配伍具有健脾和胃，補氣益血，滋補肝腎之效，故療效顯著。

4.紅白湯 ⑮

【藥物組成】黃芪50克，當歸20克，紅參15克，寸冬15克，五味子15克，生地25克，白芍15克，丹參15克，炒槐花50克，白朮15克，首烏15克，黃精25克。

【加減變化】氣血虧虛重者，加阿膠。

【功效】健脾補腎，益氣生血。

【適應病症】缺鐵性貧血，證屬脾腎不足者。

【用藥方法】水煎服，日1劑，分2次服下。

【臨床療效】治療12例，其中基本治癒6例，基本緩解3例，明顯進步1例，進步2例。

【經驗體會】血液的資生在脾，而根源於腎。脾胃運化水穀精微，化生血液；腎為元氣之根，藏精，主骨生髓，精髓充足化而為血。脾腎兩虛，血液化源虧乏，而致貧血。故治療必先本於脾腎，「紅白湯」正是抓住這一本質而顯功效。方中黃芪、白朮、生地、首烏、黃精為主要成分，補脾益腎，治病求本；當歸、白芍、丹參補血活血；紅參、黃芪補氣以利補血；五味子、寸冬酸斂養陰；炒槐花（50克之妙用，為臨床經

---

⑮ 董國鋒，〈紅白湯治療缺鐵性貧血臨床體會〉，《江西中醫藥》，1994，(3): 6。

驗）止血。缺鐵性貧血伴有血小板減少紫癜的患者，加用阿膠以養血止血，與炒槐花相互配合，可謂養血止血之功相得益彰，其力倍宏。

二、統治驗方

• 土丹湯 ❶⑥

【藥物組成】土大黃30克，丹參15克，雞內金10克。

【功效】活血生新，調中消積。

【適應病症】缺鐵性貧血。症見頭目眩暈，心悸氣短，四肢乏力，飲食無味，語聲低微，唇面無華，舌淡苔白，脈細無力。

【用藥方法】水煎服，日1劑，連服15劑為1療程。服藥期間忌食辛、辣。

【臨床療效】治療20餘例，均獲良效。

【經驗體會】本方對血小板減少、再障貧血恢復期均有較好的療效。方中雞內金為消化瘀積之要藥，更為健補脾胃之妙品；土大黃又名金不換、血三七屬「理血類」藥物，有涼血止血，促進骨髓造血功能，有利血小板生長，用量10～20克，最多用30克；丹參活血祛瘀。諸藥相配，具有健補脾胃，涼血補血，活血祛瘀的作用。

---

❶⑥ 陳友寶，〈治療缺鐵性貧血驗方〉，《新中醫》，1982，(11)：17。

第二章　溶血性貧血

溶血性貧血是指紅血球破壞加速而骨髓造血功能代償不足時所發生的一類貧血。溶血性貧血按其病因可分為紅血球先天缺陷所致溶血性貧血和後天獲得性溶血性貧血兩類，臨床上常見的有遺傳性球形紅血球增多症、蠶豆病、地中海貧血、陣發性睡眠性血紅蛋白尿、自身免疫性溶血性貧血及感染、新生兒溶血性貧血、輸血所致溶血性貧血等。溶血性貧血根據其病情可分為急性和慢性兩種，急性溶血性貧血臨床上可表現為寒顫、高熱、腰背肢體酸痛、面色蒼白、黃疸，嚴重者可出現微循環障礙，少尿或無尿，患者常死於休克或急性腎功能衰竭。慢性溶血性貧血，患者有輕度或隱性黃疸，肝脾常腫大，並伴有淋巴結腫大，病情發展緩慢。

遺傳性球形紅血球增多症（hereditary spherocytosis，HS），係一種紅血球膜有先天性缺陷的溶血性貧血，常有家族發病史，屬常染色體顯性遺傳，以貧血、黃疸、脾臟腫大為主要症狀與體徵，周圍血中球形紅血球明顯增多，紅血球滲透脆性增高，在慢性溶血性貧血病程中可有反覆急性發作。任何年齡均可發病，但以兒童和青壯年為主，男女發病率相等。

蠶豆病是因6-磷酸葡萄糖脫氫酶（Glucose-6-phosphate dehydroge-nase，G-6-PD）缺陷，進食新鮮蠶豆或接觸蠶豆花粉後引起的急性溶血性貧血。臨床主要表現為貧血、黃疸、尿黃赤，常伴腰疼腹痛，少數患者還伴有急性腎功能衰竭。本病常起病突然，潛伏期2小時至15天不等，一般為1～2天，自然轉歸一般呈良性經過。黃疸、血紅蛋白尿多在7～12天逐漸消退，病程多在1個月左右，男性顯著多於女性。

地中海貧血（Mediterraniananemia；Thalassemia）是由於染色體遺傳性缺陷，造成血紅蛋白成分改變，導致紅血球壽命縮短而引起的慢性溶血性貧血。本病遍佈世界各地，以地中海地區、中非洲、亞洲、南太平洋地區發病較多。其中 α 珠蛋白鏈合成障礙者，稱為 α 地中海貧血， β 珠蛋白鏈合成障礙者，稱為 β 地中海貧血。

陣發性睡眠性血紅蛋白尿（Paroxysmal nocturnal hemoglobinuria, PNH）是一種獲得性造血幹細胞病，產生的成熟血細胞膜存在缺陷，對補體異常敏感而被破壞，引起血管內溶血。臨床表現以與睡眠有關的、間歇性發作的血紅蛋白尿為特徵，同時有面色蒼白、週身乏力、腰酸膝軟、活動後心慌氣短等貧血症狀，是一種常見的溶血性貧血。

自身免疫性溶血性貧血（Autoimmune hemolytic anemia，AIHA）是一種獲得性溶血性疾患，由於免疫功能紊亂產生抗自身紅血球抗體，與紅血球表面抗原結合，或啟動補體使紅血球加速破壞而致溶血性貧血。本病約占溶血性疾病患者總數的1/3。其發病率僅次於陣發性睡眠性血紅蛋白尿症，占獲得性溶血性貧血疾患的第2位，女性患者多於男性，以青壯年為多。中醫認為本病多由先天不足、脾胃虛弱、濕熱蘊結、飲食不節、肝腎陰虛所致，根據其臨床表現和病程轉歸，屬於中醫學「黃疸」、「急黃」、「虛勞」、「虛黃」、「積聚」等範疇。治療上宜根據不同病變的不同證型，採取相應的治療方法。

1.新加茵陳蒿湯 ❶

【藥物組成】鮮田艾60～100克，茵陳、丹參各15克，梔子、茯苓、澤瀉、郁金各10克，生大黃、生甘草各5克。

【加減變化】若患者腹瀉，則去大黃加白朮；恢復期黃疸漸退，氣血虛衰為主症，則治以益氣養血，疏肝利膽，健脾利濕之「溶血補湯」（鮮田艾30～60克，茵陳、丹參、黃芪、黨參各15克，茯苓、郁金、白

---

❶ 吳吉慶，〈茵陳蒿湯加減治療蠶豆病16例〉，《雲南中醫雜誌》，1983，(5)：42。

朮各10克，當歸、甘草各5克），用法同上。

【功效】清熱利濕，疏肝利膽，解毒退黃，涼血止血。

【適應病症】蠶豆病之急性溶血期。症見嚴重貧血，全身黃疸，尿色深如濃茶或呈醬油色，發熱腹痛，肝脾腫大者。

【用藥方法】每劑三煎合液，於1日內分次服完，兒童劑量隨年齡變化酌減，若病情危重、吞咽困難者，或小兒餵藥困難者可用鼻飼法給藥。

【臨床療效】共治療蠶豆病16例，其中男性14例，女性2例。全部病例經過上述治療後，黃疸消退，熱退神清，飲食好轉，二便如常，口唇面部指甲轉為紅潤，肝脾回縮至正常，尿、血常規正常，均獲治癒。

【經驗體會】蠶豆病是一種由於進食蠶豆後引起的急性溶血性貧血，少數患者也可在接觸蠶豆花粉後發生。根據蠶豆病的證候表現類似中醫之陽黃，其發病急又似急黃。因本病發作與服食或接觸蠶豆食品而發，它與時疫毒邪所致的急黃（或瘟黃）在病因病機上有根本的不同，但其起病急驟，侵擾經絡，損傷營血又有相似之處。治療以清熱利濕為主，兼顧氣血之損。蠶豆病患者多有脾胃不足，中氣不運，濕熱蘊結之徵象，一旦發病則濕熱邪毒囂張，病情危急。《內經》曰：「急則治其標下，緩則治其本」。《金匱》曰：「諸病黃家，但利其小便」。因此，本病急性期取茵陳蒿湯為基礎，重用清熱利濕之田艾，加茯苓、澤瀉淡滲利濕，丹參活血及郁金疏肝，甘草解毒和中以急治其標。俟濕熱之勢已平，黃疸漸退，氣血不足之徵明顯時則用四君益氣、芪歸補血，清熱利濕之劑治之。治療本病以田艾為主藥，用量宜重。田艾為菊科鼠曲草，性平無毒，味甘淡，有清熱利濕，舒肝利膽之功效，用時需連根拔起，洗淨切短入藥，以鮮品最好。

2.加減無比山藥丸 ❷

【藥物組成】山茱萸、澤瀉、熟地、茯苓、巴戟天、牛膝、赤石脂、山藥、杜仲、菟絲子、肉蓯蓉。

【功效】健脾補腎，益氣養血。

【適應病症】陣發性睡眠性血紅蛋白尿。症見四肢困倦，身體麻木，身目俱黃，面色晦暗，怔忡不寧，噁心欲吐，小便色黑，夜間為甚，舌淡體胖苔白，脈沈細無力。

【用藥方法】上藥水煎300毫升，早晚各服150毫升或和蜜為丸，重9克，含生藥6克，1次1丸，1日1次。

【臨床療效】共治療陣發性睡眠性血紅蛋白尿病人20例。近期療效：痊癒2例，緩解13例，明顯進步4例，無效1例，總有效率95%。療程最短者3個月，最長者16個月，平均療程8個月療效標準。

【經驗體會】無比山藥丸原載於《和劑局方》，方中菟絲子、肉蓯蓉、杜仲、巴戟天補腎固陽以固精，熟地、山茱萸滋陰補腎，合用則陰陽互補，符合「孤陽不生、獨陽不長」的理論；茯苓、生山藥補脾胃，益肺腎；澤瀉、牛膝滲濕利尿通淋；赤石脂止血，原方減五味子，因其味酸，主要成分含蘋果酸、枸櫞酸、酒石酸等，可加重溶血發作。加鹿角膠溫補腎陽、生精血作用尤佳。

3.清熱活血補氣方 ❸

【藥物組成】茵陳30～60克，梔子10克，澤瀉10克，益母草30克，澤蘭10克，白茅根30克，黃芪30～60克，紅參15克，當歸30克，甘草10克。

---

❷ 郝金鳳，〈無比山藥丸治療陣發性睡眠性血紅蛋白尿〉，《中醫藥學報》，1993，(2)：24。

❸ 何光明等，〈陣發性睡眠性血紅蛋白尿中醫治療體會〉，《陝西中醫函授》，1997，(5)：31。

【加減變化】發作期濕熱明顯者，加大黃、金錢草；瘀血阻於四肢而致瘀血腫脹者，加桃仁、紅花、赤芍。

【功效】清利濕熱，氣血雙補。

【適應病症】陣發性睡眠性血紅蛋白尿，屬於濕熱內蘊，氣虛血瘀者。

【用藥方法】每日1劑，水煎分為2次服。

【臨床療效】發作次數減少至2個月以上1次為有效，否則為無效。結果8例患者在服藥90～120劑後，有效7例，無效1例。

【經驗體會】中醫認識病因的方法是「以症測因」。本病主要由兩組症狀組成，一組是發熱、醬油色尿，另一組是面色蒼白或萎黃、頭昏、乏力、心悸等症。中醫認為，黃疸乃由濕所致，《金匱要略》曰：「黃家所得，從濕得之」，濕有濕熱，寒濕之分，黃疸有陽黃、陰黃之別，就本病而言，黃色多較鮮明，可伴發熱，病起多急，呈發作性，故辨證屬濕熱。第二組症狀顯屬氣血虧虛之象。故本病乃由濕熱及血，氣血受傷而成。據此病因病機採用清利濕熱，氣血雙補之治法，擬方亦分兩組藥物，一組為清熱利濕，兼以涼血化瘀之品，如茵陳、梔子、澤瀉、益母草、澤蘭、白茅根等；一組為補益氣血之藥，如黃芪、紅參、當歸等，以達到濕熱清、氣血生之目的，故用於本病獲得一定療效。

4.附子理中湯 ❹

【藥物組成】熟附子10克，黨參30克，白朮15克，乾薑6克，炙黃芪30克，當歸10克，紫河車15克。

【加減變化】尿血者，加三七、側柏葉、茅根炭；陰道下血多者，加三七、艾葉、桃仁，乾薑改為薑炭；皮膚出血者，加用三七、丹參、荊芥炭。飲食輔助療法：牛脊骨500克、炙黃芪60克、紅棗20克，熬湯內

---

❹ 陳添燧，〈補氣健脾溫中活血法治療自身免疫性溶血性貧血10例〉，《山東中醫雜誌》，1997，(12)：545。

服，隔天或3天1次。

【功效】補氣健脾，溫中活血。

【適應病症】自身免疫性溶血性貧血。

【用藥方法】日1劑，用清水800毫升煎至200毫升，二煎加水400毫升煎至200毫升，兩煎混合，早晚分服。連服25劑為1療程，休息5天後，再進行下個療程。

【臨床療效】經2個療程治療後臨床症狀明顯減輕，血象改善，為有效，否則無效。10例中，有效8例〈血象正常5例，血象偏低3例〉；無效2例。其中4例因病程久、出血過多、血紅蛋白＜30g/L，配合輸血；2例因繼發他病（急性淋巴白血病、類風濕性關節炎），既合西藥治療。

【經驗體會】自身免疫性溶血性貧血臨床表現呈一派中陽不足，脾胃虛寒，陽虛失血之象，故治宜補氣健脾，溫中祛寒攝血。方中乾薑溫中祛寒；白朮健脾燥濕；黨參補氣健脾；炙黃芪補中益氣，溫三焦；當歸和血補血、散寒；熟附子大熱，為純陽祛寒之品，通行十二經，配合補氣藥以補陽，配合補血藥以補陰；紫河車甘鹹性溫，有大補精血之功，善治一切虛癆損傷。輔以飲食療法，牛脊骨甘溫，填骨髓補中療傷；紅棗甘溫補氣健脾調營衛。遵《內經》「精不足者補之以味」之原則，以血肉有情之品與溫中健脾、補氣活血之藥同用，共奏填精益髓、補氣養血之功。現代藥理研究表明，熟附子、黨參、黃芪均為中藥免疫增強劑，能增強和調節機體免疫功能，刺激骨髓造血功能，對特異性體液免疫有促進作用。當歸含多種揮發油，其中維生素B12、葉酸含量較多，能顯著促進血紅蛋白及紅血球的生成。牛脊骨含鈣質較高，鈣鹽在維持人體組織細胞的正常功能有重要作用，故上藥用之臨床，收效較為滿意。

第三章　再生障礙性貧血

　　再生障礙性貧血簡稱再障，是由於生物、化學、物理等因素導致造血組織功能減退或衰竭而引起全血細胞減少，臨床以貧血、出血、感染等為主要症狀的一組綜合徵，是造血系統比較常見的一種疾病。本病根據病情進展的快慢、嚴重性以及病變廣泛程度的不同，可分為急性型與慢性型兩類：急性型多見於兒童和青壯年，男多於女，起病多急驟，常以貧血顯著或出血嚴重為主要特徵，少數以高熱併發感染為主要臨床表現，出血不僅表現在皮下粘膜，還常有內臟出血，如嘔血、便血、尿血、子宮出血、眼底出血及顱內出血，後者常成為本病的死亡原因；慢性型以青壯年多見，且男性多於女性，起病多緩慢，常以貧血發病，出血程度較輕，常見的出血部位有皮下、鼻粘膜及齒齦，很少有內臟出血，感染少見且較輕，女性可有月經過多。

　　中醫認為本病主要由於先天不足，煩勞過度，脾胃虛弱，肝腎虧虛及外感邪毒等傷及臟腑氣血，尤其是影響到腎、脾、肝及骨髓，而致肝腎陰虛或脾腎陽虛所致。其治療，是在西醫確診的基礎上，按急性、慢性再障分型論治。慢性再障屬於中醫「虛勞」、「血虛」範疇，從腎論治，依患者偏陰偏陽之象而辨證為腎陰虛型、腎陽虛型、腎陰陽俱虛型，同時酌情配伍活血化瘀、疏肝解鬱法治療；急性再障從「急勞髓枯溫熱型」論治，著重以清熱涼血解毒法治療。

一、辨證分型

㈠脾腎陽虛

1.十四味建中湯 ❶

【藥物組成】黨參30克，白朮15克，茯苓12克，甘草6克，當歸12克，熟地30克，川芎9克，白芍15克，黃芪30克，肉桂6克，附子6克，半夏9克，麥冬20克，肉蓯蓉12克。

【功效】補腎助陽，健脾益氣，滋陰養血。

【適應病症】再生障礙性貧血，腎陽虛型。症見倦怠乏力，心悸氣短，怕冷，手足發涼，腰冷便溏，多無出血。舌質淡，舌體胖，邊有齒痕，脈細或滑。

【用藥方法】1日1劑，水煎分2次服。

【臨床療效】治療再生障礙性貧血12例，基本緩解7例，明顯進步4例，進步1例，總有效率100%。

【經驗體會】筆者認為重點補腎可能是本組病例療效提高的主要原因之一。補腎包括補腎陰與補腎陽兩個方面。此類藥物如何運用，曾有不同意見，有的認為再障應補腎陽，有的則認為應補腎陰。筆者認為補陽或補陰要根據辨證，要從客觀實際出發，以陽虛為主者重點補腎陽，陰虛為主者重點補腎陰。陽虛者常反映功能不足，故宜用補腎助陽藥物，以促進其功能的恢復；陰虛者常反映物質不足，故宜用填精補髓之品，為造血提供物質基礎。陰虛者往往有內熱及出血傾向，而補陽藥多為溫熱之品，若只用補陽藥物治療陰虛型再障，容易助熱動血，對病情不利，特別陰虛明顯者為甚。陽虛者常有食慾不振、便溏等症，而補陰藥多為

❶ 周藹祥等，〈中藥為主治療慢性再生障礙性貧血55例療效小結〉，《中醫雜誌》，1982，(5)：28。

滋膩之品，若只用補陰藥物治療陽虛再障，反礙其脾胃功能，也對病情不利。中醫認為「孤陰不生，獨陽不長」，故對陰虛型患者的治療，在以補陰為主的同時，也宜加少許補陽藥；對陽虛型患者，以補陽為主的同時也宜加少許補陰藥。這樣既可使補陽或補陰藥更能發揮其作用，也能制其陰盛礙陽，陽盛傷陰之弊。

2. 右歸虎骨湯 ❷

【藥物組成】黨參15克，黃芪20克，附子10克，肉桂6克，紫河車10克，鹿角膠8克（另煎），桑椹子10克，首烏10克，枸杞10克，熟地10克，當歸10克，紅花10克，虎杖30克，銀花10克，菟絲子10克，大棗10克。另用鮮茅根60克泡茶服，虎杖同狗骨頭煮湯服。花生衣研末，裝膠囊，1次1克，1日3次。

【加減變化】腎陽虛明顯，加煮食鮮胎盤、土元1次。鹿茸針肌肉注射，2日1次。

【功效】補腎壯陽，填精生髓。

【適應病症】慢性再生障礙性貧血，陽虛型。

【用藥方法】諸藥水煎服，每日1劑。

【臨床療效】治療5例，治癒5例，有效率100%。

【經驗體會】右歸虎骨湯係根據張景岳右歸飲加減組成，能溫陽補血，填精益髓，解毒，止血，活血生血，治療腎陽不足的虛勞血虛證。腎藏精，寓元陽，為人體生化之動力；腎主骨，生髓，化血，精血同源。所治5例，血虛是標，腎虛乃本，多因稟賦薄弱、邪毒內侵、腎陽虧損、生血障礙、血行不暢所致的以腎陽虛為主的陰陽氣血俱虛、以肝脾肺皆損的虛勞重證。方中黨參益氣生血；當歸、桑椹子、大棗補血；鮮茅根止血治標，又能預防出血；銀花、虎杖、紅花解毒活血，祛瘀生新；肉

❷ 唐嗣景，〈右歸虎骨湯治癒再生障礙性貧血5例〉，《北京中醫雜誌》，1985，(5)：21。

桂、附子溫腎扶陽；首烏、枸杞、熟地、菟絲子滋腎生血。腎為先天之本，藥須用血肉有情之品，故用鹿角膠、紫河車（鮮者尤佳）、鹿茸峻補元陽，化生氣血；狗骨頭（亦可用豬骨頭）填精補髓，使腎陽溫精血生，氣血充，諸症平。本方融溫陽補血、填精益髓、祛瘀生新、解毒、止血於一爐。藥多溫熱，用時當以舌質淡白等陽虛證為憑，隨症加減，靈活變通。

3. 保元湯 ❸

【藥物組成】黃芪30～100克，黨參30～50克，甘草10～50克，肉桂2克。

【加減變化】陰虛型，除貧血外，尚有低熱，手足心熱，盜汗，脈細等，加熟地、何首烏、女貞子、枸杞子；陽虛型，除貧血外，尚有怕冷，手足發涼，腰冷，便溏，多無出血，舌質淡，體胖，邊有齒痕，脈細而數，加菟絲子、補骨脂、仙茅、仙靈脾，如無效再加鹿角霜、附子；陰陽兩虛型，除貧血症狀外，兼有陰陽兩虛症狀，加熟地、首烏、菟絲子、補骨脂，如無效加元參、鹿角霜；輕度出血者，加旱蓮草、茜草、仙鶴草；輕度感染者，加黃芩、黃柏、梔子。

【功效】調補脾腎，益氣溫陽。

【適應病症】再生障礙性貧血，證屬脾腎不足者。

【用藥方法】1日1劑，水煎分2次服。

【臨床療效】治療慢性再障17例，基本緩解7例，明顯進步4例，進步4例，無效2例。其中1例死亡，總有效者15例。

【經驗體會】中醫認為「心主血、肝藏血、脾統血、腎主骨生髓」，而再障的病機在於骨髓造血功能障礙。腎陽不足，則骨髓不充、腎精虧耗，不能溫養他臟，導致心肝脾三臟俱虛而成血虛。因此血虛是本，出

---

❸ 周藹祥，〈保元湯為主治療慢性再生障礙性貧血的臨床觀察及實驗研究〉，《中醫雜誌》，1985，(12)：15。

血和發熱是標，所以中醫治療再障的關鍵在於補腎。其次，根據「陰陽互根」的理論，方劑中補陰助陽藥同用，又根據「陽虛者多見氣虛，而氣虛者也容易導致陽虛；陰虛者每兼血虛，而血虛者也常易導致陰虛」，故在補腎的同時加入補益氣血之品，為了使補而不滯，再加理氣及活血藥，同時活血藥又可改善微循環。故補骨益髓與活血生新合用，更有利於血細胞的生成。另外，由於血虛是本，出血、感染是標，在治療中要標本兼治。如輕度出血在治療血虛的方劑中加入止血藥，如出血重者應以止血為主，或局部止血（如鼻腔填塞）。

4.七寶美髯丹 ❹

【藥物組成】何首烏15克，杞子15克，菟絲子15克，雲苓15克，當歸15克，牛膝15克，補骨脂10克，人參10克，熟地20克，黃芪20克，肉桂6克。

【加減變化】陰虛明顯者可加用元參、麥冬、山萸肉、烏梅炭、杜仲炭；陽虛明顯者可加用仙茅、仙靈脾、肉蓯蓉、鹿茸、附子、巴戟天；陰陽兩虛型宜加黃精、山藥、川續斷、紫河車。合併症治療：病邪在表發熱，宜用銀翹散；在氣分，宜用涼膈白虎湯；在血分，選用犀角地黃湯。

【功效】補陰壯陽，健脾補腎。

【適應病症】再生障礙性貧血，證屬脾腎雙虧者。

【用藥方法】水煎服，每日1劑。

【臨床療效】治療35例，其中基本治癒12例，緩解11例，明顯進步9例，無效3例，總有效率91%。

【經驗體會】七寶美髯丹為少陰腎經之藥。可以治療氣血不足，體氣羸弱，腎冷精衰無力，遺精無子，營血不調，消渴，崩漏等症。方中

❹ 曹志剛，〈七寶美髯丹治療再生障礙性貧血35例〉，《浙江中醫雜誌》，1988, (9)：391。

何首烏、杞子、熟地、當歸填精益髓補血；肉桂、菟絲子、補骨脂壯腎
陽補腎氣；人參、黃芪、茯苓益氣健脾；牛膝填骨髓，起陰痿，逐惡血。
諸藥合用，使得陰精充盈，陽氣旺盛，諸虛補而陰陽和，諸症自愈。近
年來實驗研究表明：補脾腎藥具有改善骨髓造血及內分泌體液調節的功
能，並能提高機體免疫和應激能力的作用，故選用以補脾腎藥為主組方
的七寶美髯丹，治療再障頗為合拍。

5.參茸四子榮血湯 ❺

【藥物組成】人參6～10克，阿膠（烊）10克，鹿茸（挫碎）3～6克，
大熟地20克，當歸15克，製首烏20克，黃芪20～30克，杞果10克，覆盆
子10克，菟絲子15克，女貞子10克，骨碎補10克，淮山藥15克，茯苓10
克，炒白朮10克，甘草10克。

【加減變化】視年齡、病情及陰、陽、氣、血虧損程度、病變累及
諸臟輕重，以原方為主側重相應藥量進行治療。如兒童酌減參、茸用量；
陰虛者加重阿膠、地黃用量；有感染發燒者選加辛涼輕宣之品，避免大
苦大寒傷中敗陰；出血者視其上、下表裏部位選加相應平性止血藥物，
避免寒涼過甚及壅塞炭類止血藥物。

【功效】補腎壯骨、溫陽化血。

【適應病症】再生障礙性貧血，屬腎陽虛者。

【用藥方法】上藥加水1500毫升，浸泡30分鐘後文火煎取藥汁500毫
升，再加開水1000毫升武火即煎取藥汁300毫升，合入一器中，再令火上
微沸以烊化阿膠即可。上為成人1日劑量，兒童酌減。每7～10日為1療程。
間隔2～3天，繼續下1個療程。

【臨床療效】治療6例，全部病例均完全緩解8年以上。其中1例存活
14年，亡於子宮頸癌；1例緩解12年後患中風死亡；1例於治療緩解情況

---

❺ 王義評等，〈參茸四子榮血湯治再生障礙性貧血介紹〉，《江西中醫藥》，1992，
　　(2)：30。

良好，於11年時亡於產後大失血；餘3例自發病之時計算均已完全緩解8年以上。

【經驗體會】再障係由於骨髓造血機能低下或部分衰竭引起的紅血球減少為特點的全身疾患。屬中醫「虛勞」範疇。于廉溪老中醫認為腎精不足，腎陽衰微，先天生化無力，封藏失職，不能密骨髓生精血，後天溫煦、運化無靠，脾胃功能無力，人體賴以生存的水穀精微不能變化為血，終致榮血無以生造成本病。其病源在腎，所累及各部病變均為標病。基於以上認識，掌握培補生化之源為治則，重點放在補腎壯骨、溫陽化血上，方中集合了覆盆、枸杞、菟絲、女貞四子及骨碎補等溫腎壯骨藥以及當歸、熟地、阿膠、首烏等補血、養血藥，配合大劑參、芪以期益氣以養血。其中人參、阿膠、當歸、首烏、女貞子經現代藥物實驗研究有的能直接刺激造血器官，使造血機能旺盛；有的有抗惡性貧血的作用，能加速血液中紅血球和血紅蛋白的生成；有的為構成血球和其他細胞膜的必須原料；有的有升高白血球的作用。尤其是加入鹿茸，此藥為傳統有名的血肉有情之品，其溫補腎陽、密骨髓生精血的作用甚強，並被證實其具有促進紅血球、血紅蛋白、網狀紅血球新生的效果，「非其他草木可比」（《本草逢原》語）。其他如萸肉酸斂津液，以防參、芪、鹿茸升耗太過；朮、苓、山藥的應用既符合脾胃為後天的治療大法，又防滋補之品膩膈的弊端。

6.雞血藤拯陽湯 ❻

【藥物組成】雞血藤100克，生黃芪60克，紅參3克，補骨脂12克，菟絲子18克，胡蘆巴6克，製首烏24克，枸杞子9克，女貞子30克，墨旱蓮30克，紫河車6克，當歸12克。

【加減變化】治療中隨陰虛和陽虛的變化，方劑隨之調整，小於8歲

---

❻ 蘇耀歐，〈中西醫結合治療小兒再生障礙性貧血30例〉，《中國中西醫結合雜誌》，1996，(2)：105。

的患兒，60克以上的藥量均減半。

【功效】溫腎助陽，益氣生血。

【適應病症】小兒再生障礙性貧血，腎陽虛型。症見心悸頭暈，怕冷，夜尿多，便溏，舌質淡，舌體胖或有齒痕，脈細。

【用藥方法】水煎服，日1劑，3個月為1療程。

【臨床療效】治療腎陽虛型患者18例，其中治癒6例，緩解5例，明顯進步6例，無效1例，治癒緩解率61.1%，總有效率94.4%。

【經驗體會】中醫學認為本病與腎的關係最為密切，方中女貞子、墨旱蓮、製首烏、紫河車均是滋腎陰藥；補骨脂、胡蘆巴是補腎陽藥；雞血藤、丹參有活血化瘀、改善骨髓微循環，加強補腎藥物功效，實驗研究證明還有抑制抗體形成，調節抑制性T細胞和輔助性T細胞平衡，使血小板增多；組方中加黃芪、當歸可有益氣、補氣、生血、帥血之功，加強活血化瘀藥物功效。

7.雄蠶飲 ❼

【藥物組成】雄蠶蛾6克，菟絲子、熟地、龜板、桑寄生、牛膝（酒浸）、川續斷各12克，生黃芪20克，墨旱蓮10克，首烏、當歸各12克，炙甘草10克。

【加減變化】陽虛者除貧血症狀外，形寒肢冷，手腳發涼，舌淡體胖有齒痕，脈沈弱，原方去墨旱蓮、桑寄生、龜板，黃芪改為30克，加黨參24克，鹿角膠10克，仙靈脾12克，補骨脂10克；肝腎陰虛者除貧血外，兼見五心煩熱，或低熱口乾，不欲飲，舌淡苔微黃，脈細數，去熟地、菟絲子、川續斷，加丹皮、生地各10克。

【功效】育陰益氣，陰陽雙補。

【適應病症】慢性再生障礙性貧血，腎陽虛者。

---

❼ 應惠蓓，〈雄蠶飲治療慢性再生障礙性貧血48例〉，《遼寧中醫雜誌》，1997, (6)：266。

【用藥方法】先用清水浸泡20分鐘，再以文火煎1小時，早晚空腹溫服，30天為1療程。

【臨床療效】治療48例，其中基本治癒13例，緩解12例，顯效10例，穩定11例，無效2例，總緩解率52.1%，總有效率96%。

【經驗體會】「再障」屬中醫學中的「虛證」、「血證」和「虛勞」的範疇。《類證治裁》:「凡虛損證多起於脾胃，勞傷多起於腎。」說明「再障」的虛損主要在脾腎，因而治療當從益氣健脾，補腎填髓著手。據本組病史資料分析，該病以虛（氣血）為本，以實（出血、感染）為標，初起以腎陽虛多見，繼發病例尤為如此。由於大多數病例在脾腎陽虛階段延誤治療，陽損及陰成為腎陰虛，或陰陽兩虛，療效遠不及腎陽虛。但也有部分病例發病即表現為陰虛，骨髓增生低下，或重度低下，淋巴細胞、漿細胞、網狀細胞、組織嗜鹼細胞均不甚高（<50%），臨床出現感染也不嚴重，經用雄蠶飲治療，一般可向陽虛轉化，治癒和緩解的比例，也顯著提高。該病以虛為本，並因虛致損，因此在處方設計中，本著損者益之而施以調陰陽補氣血的藥物。因該病屬骨髓造血功能衰竭，同時，也存在著免疫功能的減低，陰虛型比陽虛型更明顯，為此筆者採用了育陰益氣，陰陽雙補並具有增強免疫功能的雄蠶飲治療，方中熟地、首烏、墨旱蓮、菟絲子、龜板育陰補陽，養肝益腎；牛膝、川續斷、寄生補腎壯骨，活血通絡；當歸、黃芪、甘草氣血雙補，祛痰生新；雄蠶蛾治療該病在方中具有獨特的功效。李時珍《本草綱目》中稱該藥為神蟲國寶，補腎助陽之功神奇。在該方中配合育陰益腎之劑，即可溫腎陽，更可益腎陰，陰陽共濟，療效獨特。不僅對脾腎陽虛療效突出，對陰虛或陰陽兩虛亦獲效滿意，臨床認為該藥雖屬壯陽，但作用甚為和緩，寓補陽於育陰，雖助陽而不傷陰，再以育陰益氣之劑輔佐，對協調陰陽，益氣補腎更為穩當。未見動火損陰劫液之諸多弊端。諸藥共濟，切中病機，故收效滿意。

(二)肝腎虧虛

1.生髓補血Ⅰ號 ❽

【藥物組成】生地、熟地、山萸肉、首烏、當歸、寸冬、旱蓮草、枸杞子、覆盆子、五味子、菟絲子、黃芪、紅參、肉蓯蓉、丹皮、梔子、雞血藤、桑椹、山藥、茯苓、女貞子、甘草。

【功效】滋補腎陰，填精益髓。

【適應病症】再障，腎陰虛型。症見眩暈，咽乾耳鳴，失眠夢多，午後潮熱，手足心熱，遺精便秘，腰膝痠軟，或有鼻衄、齒衄，舌淡或舌邊尖處微紅，脈細或細數。

【用藥方法】水煎服，每日1劑。

【臨床療效】單純應用生髓補血Ⅰ號方治療再障陰虛型14例，基本緩解2例，占14.28%；明顯進步4例，占28.58%；穩定5例，占35.72%；無效3例，占21.42%。總顯效率42.86%。

【經驗體會】中藥補腎藥物治療慢性再障的療效已經肯定，中醫認為「腎主骨生髓」、「腎藏精」、「精血可以互相轉化」。最近的研究表明，中藥補腎藥物對慢性再障的治療作用是通過以下幾個環節完成的。首先，這些藥物有刺激骨髓造血功能，如地黃、首烏、枸杞子、補骨脂、巴戟、仙靈脾可刺激骨髓造血，使紅血球和血紅蛋白升高。另外這些藥物促進血紅蛋白中ATP的含量和骨髓中cGMP含量上升和cAMP含量下降，從而促進DNA的合成和造血細胞的增殖。中藥仙靈脾能提高T細胞的含量，地黃、菟絲子、旱蓮草能提高淋巴細胞轉化率，仙茅、肉桂、菟絲子能促進抗體提前形成。補腎藥的這些作用，顯然有利於造血機能的恢復。另外，臨床實踐還證明，陽虛型慢性再障的療效比陰虛型慢性再障為好，

❽ 孫偉正，〈應用不同方法治療慢性再生障礙性貧血78例的療效分析〉，《中醫藥學報》，1985，(5)：29。

這與中醫的「陽虛易治，陰虛難調」的理論吻合。

2.再生湯 ❾

【藥物組成】當歸10克，黨參30克，黃芪30克，首烏30克，阿膠15克，白朮10克，山藥20克，枸杞子15克，杭芍12克，白芨30克，仙鶴草30克，龜板15克，黃精15克，生地20克，熟地10克，陳皮15克，地骨皮15克，栀子10克。

【加減變化】頭暈，失眠，心悸加山萸肉、酸棗仁、柏子仁；遺精加龍骨、牡蠣、蓮鬚；食慾不振加砂仁、豆蔻；出血加三七粉、炒地榆、白茅根、旱蓮草、側柏葉；因血熱口腔粘膜及舌上起泡加犀角、黃連、黃柏；血尿加萹蓄、瞿麥、旱蓮草；白血球低加雞血藤、太子參、女貞子；大便溏加蓮子；口渴心煩加天冬、麥冬。

【功效】滋補腎陰，補氣生血，涼血止血。

【適應病症】再生障礙性貧血，腎陰虛型。

【用藥方法】水煎服，間日1劑，每劑煎3次。

【臨床療效】中西醫結合治療再障320例，基本治癒117例，占36.56%；緩解53例，占16.56%；明顯進步88例，占27.5%，總有效率80.62%。

【經驗體會】中藥再生湯具有滋補腎陰、補氣、補血、健脾、涼血、止血的作用，不含有溫補腎陽藥物。各家在「補腎」方面一致的觀點為涼潤滋陰藥能緩解症狀，而溫熱補陽藥則可改善造血功能，所以採用「補腎為主，補氣為輔」；「補陽為主，滋陰為輔」；「先減症，後生血」和「涼、溫、熱」等一系列治療規律。筆者用「再生湯」治療再障，自始至終不加溫補腎陽藥物，也同樣取得了較好的療效，且基本治癒病人，其復發率極低。

---

❾ 張傳璽等，〈再生湯治療再生障礙性貧血320例療效觀察〉，《實用中西醫結合雜誌》，1989，(5)：39。

3. 補腎化瘀湯 ❿

【藥物組成】生地、熟地各40克，何首烏、菟絲子、枸杞子、補骨脂、淫羊藿、黃精各20克，女貞子、旱蓮草各15克，黃芪、益母草、丹參、雞血藤各30克，阿膠、鹿角膠、當歸、丹皮、川芎各10克。

【功效】填精補髓、活血養血。

【適應病症】慢性再生障礙性貧血，腎虛血瘀型。

【用藥方法】水煎2次，取汁400毫升，日服1劑，每週服5劑（休息2天），3個月為1療程。

【臨床療效】61例慢性再障患者，經服補腎化瘀湯2個療程以上，基本治癒12例，占19.67%；緩解13例，占21.31%；明顯進步24例，占39.35%；無效12例，占19.67%。總有效率80.33%。

【經驗體會】慢性再生障礙性貧血(CAA)，屬中醫學的「虛勞」、「血證」、「血勞」等範疇。近年研究證明，慢性再生障礙性貧血發病的重要病機是腎虛血瘀，臨床上用補腎化瘀治療本病每能取得較好療效，且優於單純補腎或活血化瘀。因為腎虛與血瘀並非孤立存在，而是相關並存，腎虛必兼血瘀，瘀血加重腎虛，腎虛為本，血瘀是標。腎虛與血瘀共同組成了病理基礎。本治療組61例慢性再生障礙性貧血患者，經用補腎化瘀湯治療後的骨髓細胞核仁嗜銀蛋白平均含量和顆粒總數明顯高於治療前，充分證實了腎虛血瘀的客觀存在，也是慢性再生障礙性貧血補腎化瘀療法的反證。補腎化瘀湯方中重用生地、熟地、枸杞子、女貞子、黃精等以益陰壯水，滋補肝腎；菟絲子、補骨脂、淫羊藿等壯陽益火，溫腎填精；丹參、雞血藤、川芎、益母草等活血化瘀生新；當歸、黃芪、何首烏等配用血肉有情之味阿膠、鹿角膠以補氣血。諸藥合用，共奏補腎填精、化瘀生新之效。現代藥理研究表明，補腎藥物能夠調整機體的

---

❿ 王樹慶，〈補腎化瘀湯對慢性再生障礙性貧血患者骨髓細胞嗜銀蛋白的影響〉，《中國醫藥學報》，1997，(1)：16。

免疫功能；活血化瘀藥則可刺激骨髓造血，改善骨髓微循環。

㈢氣血陰陽不足

1.益氣生髓湯 ⓫

【藥物組成】人參（研末沖）、冬蟲夏草、黃芪、當歸、白芍、雞血藤、何首烏、枸杞子、女貞子、淫羊藿。

【加減變化】出血傾向明顯時加仙鶴草、三七粉；發熱時加雙花、板藍根、生地。

【功效】益氣養血，滋陰補腎。

【適應病症】再生障礙性貧血，證屬氣血不足者。

【用藥方法】1日1劑，水煎分2次服。

【臨床療效】共治療9例，基本治癒3例，顯效4例，緩解、無效各1例，總有效率88.9%。

【經驗體會】「人動則血運於諸經，人靜則血歸於肝。」再生障礙性貧血患者往往有肝血不足或肝血虛表現，養肝補血則為重要辨證治療手段之一。腎與命門，為元陽之本，氣血化生之源。據文獻報導，再障中醫治療，以固腎為本的見解是一致的。中醫「氣」與血液生的關係，是一種「陽生」、「陰長」的關係，其內在聯繫可能是通過骨髓基質細胞對骨髓造血細胞的支援、營養、刺激作用，以實現補氣生血。冬蟲夏草專補命門，據報導有雄性激素和免疫增強與調節作用。人參大補元氣，《本草》載：「人參補虛，氣虛宜用……血虛亦宜用。」因此，冬蟲夏草與人參並用，補命門，固元氣，是為益氣生髓，促進造血機能之良劑。

⓫ 李紹球等，〈益氣生髓湯治療再生障礙性貧血〉，《湖南中醫雜誌》，1988，(4)：4。

2.再障回春湯 ⓬

【藥物組成】黃芪30克，黨參30克，白朮12克，茯苓15克，炙甘草12克，當歸15克，白芍15克，熟地30克，川芎9克，阿膠12克（烊化），鹿角膠12克（烊化），龜板12克（烊化），焦三仙10克，大棗3枚，肉桂6克。

【加減變化】感染發熱者加銀花、大青葉、蒲公英；皮膚粘膜出血加白茅根、茜草根、仙鶴草、三七粉。

【功效】補氣生血，滋腎填精，溫通陽氣。

【適應病症】再生障礙性貧血，證屬氣血不足，腎精虧損者。

【用藥方法】1日1劑，水煎分2次服。

【臨床療效】臨床以該方治療再生障礙性貧血多例，皆收到了較為理想的療效。

【經驗體會】再生障礙性貧血就其臨床表現，中醫稱之「虛勞」，在整體觀念的指導下辨證論治多使枯木回春，取得良效。大抵虛勞之治，當以陰陽氣血為綱，五臟虛候為目。大法以「損者益之，勞者溫之」。「形不足者溫之以氣，精不足者補之以味」。是後天健以養先天，先天足以充後天，而精、氣、血互生互化由此旺盛矣。鑑於此，自擬「再障回春湯」治療本病，取得較滿意療效。其中四君健脾益氣；大棗甘平，益氣生津，補脾胃，合以資氣血生化之源；黃芪大補脾肺之氣以固表實衛；四物阿膠補血養血以生陰精、以涵陽氣，精生氣、氣化精，故以龜鹿二膠血肉有情之品峻補精血、滋陰益腎，以上共為本方之主；焦三仙者，防諸藥之滋膩，有礙胃氣之運轉也。治病之首，必護胃氣，胃氣不運則脾氣不健，諸藥無以達病所，故以此為佐，必不可少也。少用肉桂取其溫而不燥，以其陽動之性善入陰血，流暢百脈，如此則陰陽交泰，氣暢血和，微微少少以生氣血之源，亦陽中求陰、陰中求陽之意。

⓬ 許玉山，〈再障回春湯治療再生障礙性貧血〉，《新中醫》，1991，(12)：15。

3. 健脾益腎活血湯 ⑬

【藥物組成】炙黃芪30克，黨參15克，生地10克，熟地10克，補骨脂10克，菟絲子30克，丹參15克，桃仁10克，紅花6克，赤芍、白芍各12克，雞血藤30克，當歸12克，川芎10克。

【加減變化】腎陽虛損者加仙茅10克，仙靈脾15克；腎陰虧損者加二至丸；食後腹脹者加砂仁3克，陳皮10克；有明顯出血傾向者加側柏葉10克，小薊10克；伴外感發熱屬風寒者加防風6克，荊芥3克；屬風熱者加銀花10克，連翹10克；外邪太盛、邪毒入內者加板藍根30克，蒲公英30克，虎杖30克。

【功效】健脾益腎活血，益氣溫陽生血。

【適應病症】再生障礙性貧血，屬脾腎兩虛者。

【用藥方法】上方水煎200毫升，每次服100毫升，每日2次，3個月為1療程。

【臨床療效】共治療20例，基本治癒4例，緩解4例，明顯進步8例，無效4例。

【經驗體會】慢性再障屬中醫學「血虛」、「血枯」、「血證」、「虛勞」等範疇。經多年臨床觀察，筆者認為本病屬中醫「虛勞」更符合氣血陰陽諸虛的病理特徵。中醫認為「虛勞」之發生與心、脾、腎等臟腑失調有關，但最基本病機在於脾腎二臟。脾腎雙虧，氣血陰陽失調或虧虛日久，即會產生瘀血內阻證候。因此，筆者認為慢性再障發病機理與脾腎兩虛，氣血雙虧，陰陽失調，瘀血內阻有關。已往中醫對慢性再障的治療，一般多採用雙補氣血、補益心脾、滋補腎陰、溫補腎陽、調理陰陽、滋補肝腎、溫補脾腎等方法。尤以脾腎雙補及重點補腎是提高療效的關鍵。根據本病發生發展過程的虛實相互轉化和互為因果關係，單純補益

---

⑬ 樂兆升等，〈健脾益腎活血法治療再生障礙性貧血的臨床報導〉，《中國醫藥學報》，1992，(4)：33。

不能解決瘀血內阻之標。單純活血不能解決脾腎雙虧之本，故而影響了本病臨床療效。筆者認為應把健脾益腎與活血化瘀治法有機地結合起來，才能符合慢性再障的上述中醫發病機理。

4.補腎生血湯 ⓮

【藥物組成】黃芪30克，黨參30克，當歸15克，丹參20克，地黃30克，菟絲子15克，女貞子20克，大棗5枚，甘草6克。

【加減變化】脾虛者加砂仁、神曲、穀芽、雞內金；挾濕者加蒼朮、川朴；陰虛型加玄參、製首烏；陽虛型加補骨脂、骨碎補；兼有瘀血徵象加川芎、白芍；出血加仙鶴草。

【功效】益氣養血，補益脾腎。

【適應病症】慢性再生障礙性貧血，屬氣血雙虧者。

【用藥方法】以上諸藥，水煎服，每日1劑。

【臨床療效】共治療31例，其中基本治癒9例，緩解7例，明顯進步8例，無效7例，基本治癒率29%，總有效率77.4%。

【經驗體會】筆者認為，本病的臨床表現，首先是氣血虛，遷延日久加上一些治療用藥（特別是西藥）有可能改變證型，以致於病程長者常常不僅是氣血虛，還兼陽虛、陰虛，甚至陰陽俱虛。病患之徵象為虛勞血少，病患之根本在腎。腎為先天之本，內寓元陰元陽，腎精充盈，則生成血液的物質基礎雄厚，腎陽興盛，則化生血液的功能健旺。腎主骨生髓，腎虛則骨髓不充，精血無以化生。脾為後天之本，氣血生化之源，脾失健運，化源不足，可使腎精愈虧，日久則髓竭血枯，難以復生。因此脾虛亦是本病不易見效的常見原因，故補腎生血是治療本病的根本大法。而在治療過程中結合患者的整體表現，輔助以健脾之藥，往往可收到滿意療效。在臨床，由於慢性再障病程遷延日久，可致血行不利，

⓮ 王陸軍等，〈補腎生血為主治療慢性再生障礙性貧血31例〉，《江蘇中醫》，1992，(12)：36。

形成瘀血。「瘀血不去，新血不生」，因此，在補腎生血為主的同時，常佐以活血化瘀之品，以達祛瘀生新的目的。

5.補腎益髓湯 ⓯

【藥物組成】炙黃芪30克，生熟地各10～15克，大菟絲子15～30克，枸杞子10～15克，阿膠10克，黨參24克，益母草15～30克，丹參30克，當歸10～15克，胎盤粉3克沖服。

【加減變化】脾腎陽虛，治宜溫補脾腎，養血生髓，基礎方加仙靈脾15克，仙茅10克，肉桂6～10克，補骨脂15克，鹿角膠10克；肝腎陰虛，治宜滋陰補腎，益髓養血，基礎方加女貞子15克，何首烏30克，雞血藤30克，仙鶴草30克；陰陽俱虛，治宜滋陰補陽，加何首烏15克，鹿角霜15克，補骨脂15克。

【功效】益氣養血，補腎益髓，健脾培土。

【適應病症】慢性再生障礙性貧血，屬氣血雙虧者。

【用藥方法】每日1劑，水煎分2次服。1個月為1療程，3個療程為1期。

【臨床療效】共治療31例，基本治癒3例，占9.6%；緩解4例，占12.9%；明顯進步20例，占64.4%；無效4例，占12.9%。總有效率87.1%。

【經驗體會】根據中醫「孤陰不生，獨陽不長」，「陰為陽之基，陽為陰之統」，「陰陽互根，陰生陽長」的原則，治療再障應以補腎為本，陰陽俱補。藥理證明，補腎陰的中藥及西藥抗生素、糖皮質激素等能改善再障臨床上出血、感染症狀；補腎陽的中藥方劑及西藥雄激素等可刺激紅血球生成，促進骨髓造血，且補腎藥可減少雄激素和糖皮質激素的副作用。

⓯ 郝景富，〈中西醫結合治療再生障礙性貧血31例〉，《北京中醫雜誌》，1993，(3)：16。

6. 生脈二至湯 ⑯

【藥物組成】人參、麥冬、五味子、女貞子、旱蓮草、黃芪、菟絲子、甘草、紫河車。

【加減變化】發熱加水牛角片、白薇、地骨皮、連翹；皮膚紫斑，鼻齒衄血加槐米、沙參、鹿茸草、羊蹄；咳血、便血加花蕊石、地榆炭、白芨、阿膠珠、三七粉。

【功效】益氣養陰清熱，健脾益腎填精。

【適應病症】再生障礙性貧血之急性再障，屬脾腎大虧，精氣耗竭者。

【用藥方法】水煎服，每日1劑。

【臨床療效】治療23例，其中基本治癒8例，顯效5例，有效4例，無效6例，總有效率74%。

【經驗體會】急性再障，屬中醫「虛勞」、「亡血」之重證。究其發病原因，不外先天稟賦薄弱，過勞或病後失於調養，亡血耗精及情志抑鬱，以致陰血耗竭，陽無以化生而虛損，五臟失於精氣的涵養而俱衰，故本病以陰損於前而陽傷於後，最終導致陰陽兩虛，氣血虛衰。治療當遵「善補陽者，必陰中求陽，陽得陰助，生化無窮」之至理名言，於陰中求陽，陰生則陽長。生脈二至湯是以生脈散合二至丸加味而成。生脈散以益氣斂陰，二至丸益肝腎補陰血，菟絲子、紫河車補益腎精；黃芪以增強益氣之功；甘草益氣和中，本方具救陰補陽、益氣養血的功用。資料表明，紅參、黃芪、菟絲子、女貞子等有免疫調節作用，且補腎藥能促進造血細胞的增殖、分化，並能促進骨髓基質細胞的增殖的作用。本證由於陰陽氣血虧損，臟腑功能俱衰，故用藥宜滋陰而不膩，補陽而不燥。滋膩則傷脾，溫燥則損陰。急性再障經治療緩解後，可見有心脾

---

⑯ 湯金土，〈生脈二至湯治療急性再障23例臨床觀察〉，《浙江中醫學院學報》，1994，(4)：13。

兩虛及脾腎陽虛之證型，則用補益心脾之歸脾湯及補脾益腎之二仙溫腎湯加減治療。由於本病的治療時間較長，故往往與歸脾湯交替使用，以提高療效。

㈣急勞髓枯溫熱

• 涼血解毒湯　❼

【藥物組成】羚羊角粉0.5～1.0克（沖服），牡丹皮10～15克，赤芍10～15克，生地黃25克，麥門冬20～25克，茜草10～15克，板藍根10～15克，黃芩10～12克，貫眾10～12克，地膚子10～25克，生龍牡25克，三七粉2克（沖服），琥珀粉0.5～1克（沖服），辛夷10克，蒼耳子10克，甘草10克。

【加減變化】若高熱不退，屬溫熱外感，熱入營血，配合紫雪散、安宮牛黃丸治療；皮膚粘膜出血明顯者重用犀角地黃湯涼血止血；上部實熱出血選用大黃止血方（大黃、代赭石、甘草等）降逆止血；上消化道出血內服四味止血散（蒲黃炭、白芨、阿膠珠、三七等）以活血收斂止血。

【功效】清熱涼血解毒。

【適應病症】急勞髓枯溫熱型再障，起病急驟，病程短，面色蒼白，低熱常見，或高熱不退，頭暈目眩，心慌氣短，行動艱難，全身泛發紫癜，齒鼻衄血，尿血便血，婦女月經多或淋漓不斷，口內血腥味，汗出熱不退，甚則神昏譫語，舌質紅絳，苔黃白膩，脈洪大數疾。

【用藥方法】日1劑，水煎服。出血重者可配合輸血、止血；高熱者可給抗菌素。

【臨床療效】治療急勞髓枯溫熱型再障6例，其中2例基本治癒，4例

---

❼　梁冰，〈中西醫結合治療再生障礙性貧血60例觀察〉，《中西醫結合雜誌》，1983，(20)：95。

緩解。

【經驗體會】本證為本虛標實，故方用羚羊角粉、牡丹皮、生地黃、麥門冬滋陰補腎，涼血止血；貫眾、黃芩、板藍根、地膚子清熱疏風解毒；茜草、三七、琥珀止血以收標本兼顧之功。

二、統治驗方

1. 青馬雞絲湯 ⑱

【藥物組成】青蒿10克，馬錢子5～10克（先煎），雞血藤20～30克，菟絲子20～30克，補骨脂20～30克。

【加減變化】對有出血者加仙鶴草、白茅根、三七粉，並可臨時加西藥強地松、安絡血；治療期間併發感染者加用雙花、連翹、大青葉、板藍根。

【功效】補腎壯髓，養血透邪。

【適應病症】慢性再生障礙性貧血。

【用藥方法】諸藥混合，水煎服，每日1劑，早晚分服，每週5劑，休息2天，周而復始，療程為6～12個月。

【臨床療效】治療36例，其中臨床治癒9例，占25%；緩解7例，占19.4%；明顯進步11例，占30.6%；無效7例，死亡2例。總有效率75%。

【經驗體會】再障屬中醫的「虛勞」、「亡血」範疇，其發生和發展與心、脾、肝、腎有關，尤其與腎更為密切。青馬雞絲湯以菟絲子、補骨脂益腎填精補髓，以助先天之精，使精化有源，精充而血旺；青蒿苦寒芳香，善能清瀉肝膽和血中虛熱，又有止血之功，為清熱涼血退蒸之良品，再障病人往往有感染、發熱和出血特徵，用之最佳；雞血藤補血活血通絡；馬錢子味苦性寒，有通經絡、強筋骨等功效，現代藥理研究

---

⑱ 李建華等，〈青馬雞絲湯治療慢性再障36例療效分析〉，《天津醫藥》, 1989, (2)：116。

證明，其主要含番木鱉鹼士的寧，口服後很快吸收，能強烈興奮脊髓神經，進而刺激進入骨髓神經，改善骨髓微循環，有利於幹細胞的增殖與分化。同時馬錢子又能促進消化機能，有增加食慾及抗菌等多種作用。關於馬錢子的用量，諸多書籍謂其有大毒，應用皆謹慎小心，又藥典規定僅用0.3～0.6克內服。但報導用其治療再障，馬錢子用量每次1～3克，研末內服，從小劑量開始，漸加至全身某局部偶而出現短暫性收縮為治療量。並採用每週5天給藥，2天休息的用藥方法。

2.四合粉 ⑲

【藥物組成】徐長卿、紫河車、小葉雞尾草、生甘草。

【功效】祛邪固精，補腎養血。

【適應病症】再生障礙性貧血。

【用藥方法】以上各味中藥各等量，加工成粉末。口服，每日2～4次，每次2～4克，1～4個月為1療程，以飯前服為宜。若服藥期間病情危重時，可輸少量鮮血或予其他對症治療，使病情穩定，但不必停藥。服藥期間忌生冷腥辣及白蘿蔔、南瓜。

【臨床療效】共治療20例再生障礙性貧血患者，均為在發病後1個月內服藥。其中基本治癒8例，緩解5例，無效7例，總有效率65％。

【經驗體會】中醫認為，再生障礙性貧血屬「虛勞」、「血證」範疇。脾為後天之本，氣血生化之源，有生血、統血之功；腎為先天之本，主骨生髓，脾腎虛弱，則化源不足，精血虧虛，骨髓造血功能衰退。所以治療再生障礙性貧血應從脾腎著手，氣血、陰陽並補，中草藥驗方四合粉正是根據此意而設。方中紫河車含有大量性腺激素、卵巢激素及黃體激素；生甘草有腎上腺皮質樣作用，甘草甜素有較強的解毒和抗過敏作用；徐長卿有較好的抗過敏作用；小葉雞尾草有解毒作用。故四合粉作

---

⑲ 李文明，〈中草藥四合粉治療再生障礙性貧血20例經驗介紹〉，《中級醫刊》，1992，(1)：59。

用機理即刺激和調節骨髓微循環，促進骨髓造血，減少致病因素對骨髓的損傷。

3.解毒補托湯 ⑳

【藥物組成】黃芪、白花蛇舌草、女貞子各30克，虎杖、黨參、旱蓮草、連翹各25克，當歸、丹參各20克，柴胡、葛根、陳皮各15克（小兒劑量酌減）。

【加減變化】陰虛重者加首烏、生地、阿膠；陽虛重者加菟絲子、桂枝、鹿角膠；氣虛重者加太子參、黃精、白朮；血瘀重者加莪朮、桃仁、紅花；高熱者加石膏、知母、大青葉；低熱加白薇、銀柴胡、地骨皮；出血重者加仙鶴草、茜草、白茅根。

【功效】清熱解毒，益氣養陰，托邪外出。

【適應病症】慢性再生障礙性貧血。

【用藥方法】每日1劑，水煎至400毫升，2次服。

【臨床療效】治療74例，其中基本治癒26例，占35%；緩解21例，占28%；明顯進步19例，占26%；無效8例，占11%。總有效率89%。

【經驗體會】「再障」病機為熱毒內陷，灼血，阻絡，傷精，耗髓，精髓枯涸，血生乏源。其外在表現為氣陰兩虛或氣血兩虛證候。筆者認為解毒當為再障治療的第一要務。熱毒侵入營血，尚可清解、化解、散解、透營轉氣；然熱毒深伏骨髓，非托則毒邪難出，非補則驅邪無力，唯托補並用，方可盡除深入骨髓之毒邪。本方以白花蛇舌草、連翹、虎杖清熱解毒，力挫熱毒燔灼營血之勢；柴胡、葛根、旱蓮草填精益髓，以補耗損之陰；當歸、丹參以化髓道之瘀；陳皮健脾行氣，以運中焦斡旋之地，疏散涼藥、補藥之壅滯。諸藥和合，共奏清熱解毒，益氣養陰，托邪外出之功。本方長期服用，不見病人高熱、出血之症復起，實見血

---

⑳ 劉大同，〈解毒補托湯治療慢性再生障礙性貧血74例療效觀察〉，《新中醫》，1994，(5)：18。

象穩步上升良效，誠為毒出髓健，精旺血生之結果。

4. 克障生血湯 ㉑

【藥物組成】淫羊藿、骨碎補、附子、白朮、當歸、雞血藤、旱蓮草、紫河車、水蛭、生甘草、徐長卿各10克，小葉鳳尾草30克，黃芪20克，黨參15克（小兒劑量酌減）。

【加減變化】外感者，加疏風解表藥；出血者，加仙鶴草、地榆炭、白茅根；納呆者，加焦三仙、木香、陳皮。

【功效】補益氣血，平調陰陽，清熱解毒，化瘀生新。

【適應病症】慢性再生障礙性貧血。

【用藥方法】每日1劑，加50毫升水煎至150毫升，傾出置盛器中。再加500毫升水煎至150毫升，傾出與前藥液混合，所得藥液300毫升，分3次口服。

【臨床療效】治療32例，其中基本治癒12例，占38%；緩解10例，占31%；明顯進步8例，占25%；無效2例，占6%。治癒緩解率69%，總有效率94%，療程最短3個月，最長15個月，平均9個月。

【經驗體會】再障目前中醫傳統分型為陰虛型、陽虛型、陰陽兩虛型。但筆者認為，從中醫認識再障病機來看，不能把血瘀、熱毒列於兼證之中，臨床上不少學者運用活血化瘀、清熱解毒方法，提高了療效，因此筆者認為分為陰虛、陽虛、陰陽兩虛、血瘀、熱毒5型為宜，況且5型不是孤立出現，常常是2種或多種證型合併出現。因此起治療既要補益氣血、補腎、調補陰陽，也要清熱解毒、化瘀活血生血。而清熱解毒之品需與補虛並用，因熱毒之邪深伏骨髓，非苦寒之品單獨奏效。克障生血湯方中附子、淫羊藿、紫河車、骨碎補溫補腎陽；旱蓮草、雞血藤、當歸補血養血；黃芪、黨參、白朮益氣健脾；小葉鳳尾草、生甘草、徐

㉑　陳敢創等，〈克障生血湯治療慢性再生障礙性貧血32例療效觀察〉，《內蒙古中醫藥》，2000，(1)：8。

長卿清熱解毒；水蛭、雞血藤、骨碎補、當歸合用化瘀生新。另外，筆者治療再障喜用四合散（小葉鳳尾草、生地、徐長卿、紫河車），其具有清熱解毒、補精、養血、益氣之功，水煎或研末沖服皆可。在再障之緩解期和近期臨床治癒期，可用四合散劑鞏固療效。

第四章　原發性血小板減少性紫癜

　　原發性血小板減少性紫癜，又稱特發性血小板減少性紫癜(idiopathic thrombocytopenic purpura, ITP)，是一類較為常見的與自身免疫有關的出血性疾病，其特點為血小板壽命縮短，骨髓巨核細胞增多，80～90%病例的血清或血小板表面有IgG抗體，脾臟無明顯腫大。臨床表現為皮膚粘膜出血或內臟出血。根據其發病機理，誘發因素和病程，ITP分為急性型及慢性型兩類。急性型常見於兒童，占免疫性血小板減少病例的90%，無性別差異，春冬兩季易發病。起病前1～3週多數病人有呼吸道或其他病毒感染史。起病急驟，可有發熱、畏寒、皮膚粘膜紫癜。病程多為自限性，80%以上可自行緩解，平均病程4～6週。少數可遷延半年或數年以上轉為慢性。慢性型常見於青年女性，且女性為男性的3～4倍，起病隱匿，症狀較輕。出血常反覆發作，每次出血持續數天到數月。出血程度與血小板計數有關，血小板>50×10^9/L，常為損傷後出血；血小板在10×10^9/L～50×10^9/L之間可有不同程度自發性出血；血小板在<10×10^9/L常有嚴重出血。本病自發性緩解少，患者除出血症狀外全身情況良好。原發性血小板減少性紫癜屬於中醫「血證」、「衄血」、「發斑」範疇。其發生與血脈及內臟病變有密切關係，外感內傷均會誘發。根據其症狀，臨床常見的證型有熱盛迫血，陰虛火旺，氣不攝血，瘀血阻絡等，主要採用清熱解毒，涼血化斑，滋陰降火，益氣健脾，活血化瘀通絡等治療方法。

一、辨證分型

㈠熱盛迫血妄行

1.柴胡木賊湯 ❶

【藥物組成】柴胡、半夏、黃芩、木賊、青蒿、茜草、仙鶴草、馬鞭草、石葦。

【功效】清肝瀉火，涼血止血。

【適應病症】原發性血小板減少性紫癜症，屬肝膽鬱火，迫血妄行型。

【用藥方法】水煎服，每日1劑。

【臨床療效】32例病人經治療後，血小板平均升至96.8×10⁹/L，骨髓普遍增生活躍，巨核細胞數平均36.7個。其中痊癒15例，占46.9%，平均治療133天；顯效10例，占31.3%，平均治療86天；有效4例，占12.5%；無效3例，占9.4%。治療總有效29例，總有效率90.6%。

【經驗體會】柴胡木賊湯方中柴胡和解表裏以治寒熱往來，又能疏肝清熱，使血不致妄行鼻衄發斑；黃芩清上焦肺熱兼能涼血；半夏降逆而止嘔；木賊有涼血清熱止血之功效；青蒿清虛熱、瀉膽火以除口苦；茜草涼血而止血；仙鶴草為止血及升血小板之要藥；馬鞭草、石葦涼血活血解毒。上藥合用涼血止血，可使血小板數量上升。筆者體會，該方對初發或部分急性型原發性血小板減少性紫癜症患者效果較好。

---

❶ 梁冰等，〈柴胡木賊湯為主治療32例原發性血小板減少性紫癜〉，《上海中醫藥雜誌》，1988，(2)：32。

2.丹梔地棗湯 ❷

【藥物組成】生山梔15～30克，丹皮10～15克，生地10～15克，赤芍10克，小薊15克，麥冬15克，當歸3～6克，川牛膝10～15克，紅棗30枚。

【加減變化】陰傷明顯者加阿膠、白芍；出血症狀較重者加水牛角、三七粉；虛火擾動者加墨旱蓮、黃柏。

【功效】清熱涼血、養陰止血。

【適應病症】原發性血小板減少性紫癜。症見熱迫血行，陰液已傷者。

【用藥方法】病輕者，1日1劑；病重者，1日2劑。用冷水浸泡15分鐘，文火煎15～25分鐘，每劑煎2次，每次煎出藥汁150～250毫升，兩煎混勻，1日2次或4次口服。10劑為1療程。

【臨床療效】治療68例，服藥3～7天，紫癜開始消失至完全消失。療程結束檢查血小板，升至(100～200)×10⁹/L。

【經驗體會】方中梔仁味苦性寒，能清熱降火、涼血解毒，為氣中之血藥，遵治血證「宜降氣不宜降火」之意，用為君藥；丹皮味苦辛微寒，能清熱涼血、活血散瘀，為血中之氣藥，兩藥相伍，氣血並入，有氣血兩清之功；丹皮與生地，皆能清熱涼血，且丹皮辛苦微寒，清熱涼血之中又具有散血之功，生地甘寒多汁，涼血之中又具養陰之功，兩藥相須合用，涼血而兼散瘀，清熱又可寧絡，並有一定的養陰之功；丹皮、赤芍，功效相似，相須配對，涼血之力倍增，使血熱得清而不妄行，血流暢順而不留瘀，具有涼血祛瘀，活血不礙止血的特點；麥冬甘苦微寒，功能養陰清熱；小薊味甘性寒，能涼血止血，且能破血出新；因梔、丹、赤、地、冬、薊均為苦寒之品，恐其凝滯脾氣，故又用甘溫性平之紅棗、

當歸補脾和胃，益氣生津，使脾臟功能得以增強；當歸甘辛苦溫，補血和血，佐用之能降低其他苦寒之血藥的涼凝之性。總之，諸藥配合，能清熱涼血，散血化瘀斑，以治原發性血小板減少性紫癜，較為適用。

3. 玳瑁紫癜寧 ❸

【藥物組成】山豆根、丹皮、赤芍、黃藥子、紫草、土大黃、玳瑁、茜草根、仙鶴草、雞血藤、黃芪、當歸、蒲黃、川芎、三七。

【功效】清熱涼血，養血活血。

【適應病症】原發性血小板減少性紫癜，證屬邪熱內蘊，損傷血絡，氣血不足，瘀滯不去者。

【用藥方法】以上藥物製成蜜丸，每丸重15克。成人每次1丸，每日3次。同時上方可適當加減，調整劑量，水煎服，1日1劑。

【臨床療效】治療40例，療程29～238天，平均79天。其中顯效13例，占32.5%；良效16例，占40%；進步6例，占15%；無效5例，占12.5%。總有效率87.5%。治前血小板計數為 $(26.5\pm11.7)\times10^9$/L，治後血小板計數為 $(93.8\pm54.9)\times10^9$/L。

【經驗體會】筆者根據ITP發病機理的現代研究資料和中醫關於出血性疾病的治療原則，以消滅血小板抗體為出發點，經過長期的臨床實踐和反覆篩選，組成具有清熱涼血、益氣活血作用的玳瑁紫癜寧，目的在於提高治療ITP的療效。考慮ITP病程較長，纏綿難癒的特點，製成丸劑便於服用。臨床應用至今未發現任何毒副作用，實驗證明其作用機理在於能夠消滅血小板相關抗體活性。

4. 仙七湯 ❹

【藥物組成】仙鶴草10～30克，三七粉2～10克（沖服），大棗5～10枚。

---

❸ 展昭民等，〈玳瑁紫癜寧治療原發性血小板減少性紫癜的研究〉，《中醫雜誌》，1994，(9)：541。

❹ 張運成，〈仙七湯治療血小板減少性紫癜38例〉，《四川中醫》，1994，(12)：27。

　　【加減變化】血熱型可酌加犀角、生地、丹皮、赤芍、紫草、龍膽草；氣虛型可加黃芪、太子參、黨參、淮山藥、白朮；陰虛型可加白芍、枸杞、旱蓮草、龜板、黃精、生地。

　　【功效】清熱涼血，化瘀止血。

　　【適應病症】原發性血小板減少性紫癜，證屬血熱妄行者。

　　【用藥方法】水煎服，日1劑。

　　【臨床療效】治療38例，其中痊癒（紫癜、出血症狀消失，血小板計數正常）21例；有效（紫癜、出血症狀明顯減輕，血小板計數基本正常）13例；無效（紫癜或出血症狀不減輕，血小板計數無進步）4例。總有效率89.4%。

　　【經驗體會】血小板減少性紫癜，相當於中醫「肌衄」範疇。本病多因血熱妄行以致血溢脈外而成，故治療上多以化瘀止血為法，仙七湯中，以仙鶴草為主藥，其味苦辛而澀，澀則能止，辛則能行，是以止澀中寓宣通之意；三七甘溫微苦，有化瘀止血，活血定痛之功效，為化瘀之症皆可用之，甘溫又兼補益，虛弱病人尤宜；更配以大棗補中益氣，養血和營。現代藥理研究顯示：仙鶴草含仙鶴草素及鞣質，為止血有效成分，能縮短凝血時間，升高血小板，增加血鈣；三七含三七皂貳，能收縮血管，縮短凝血時間，並使血小板增加，起止血作用；而大棗富含蛋白質、有機酸、維生素A、B、C及微量鈣、磷、鐵等，一方面能補血生血，另一方面也能加強凝血作用，縮短凝血時間。近年來有報導持續大劑量單用大棗治療血小板減少症及過敏性紫癜有良效。本方對血小板減少性紫癜有效，也適用於某些過敏性紫癜。

5.墨萊湯 ❺

　　【藥物組成】墨萊30克，紫草10克，青黛12克，生地15克，甘草10克。

---

❺ 李明臣，〈墨萊湯治血小板減少性紫癜76例〉，《國醫論壇》，1996，(1)：32。

【加減變化】陰虛火旺者加知母、地骨皮；氣不攝血者加黨參、白朮。

【功效】涼血止血，解毒消斑。

【適應病症】血小板減少性紫癜，屬血熱妄行者。

【用藥方法】每日1劑，分3次水煎服，20天為1療程。

【臨床療效】治療76例，經2～3個療程後，平均每個療程血小板升高20×10^9/L，所有出血患者均停止出血；6個療程後，全部患者血小板均達到正常水準，總有效率100%。其中有54例停藥3個月後，隨訪無復發。

【經驗體會】《丹溪手鏡·發斑》說：「發斑，熱熾也」，不論是外感熱毒，還是內生熱毒，均可引發本證。墨萊湯重在涼血止血，解毒消斑。根據臨床觀察，在本湯劑中大劑量使用墨萊（即墨旱蓮），有事半功倍之效，若無此藥則療效不佳。如曾治3例血小板減少性紫癜，由於冬季採不到墨萊，墨萊湯組成不全，2個療程後化驗，血小板無明顯升高，到春夏之交，採到墨萊加入本湯中，服1個療程，血小板即升高20×10^9/L。至於是否可以單用墨萊治療血小板減少性紫癜，則有待於今後臨床進一步觀察。

6. 生血湯 ❻

【藥物組成】沙氏鹿茸草、紫珠草、生槐花、丹皮各9克，當歸、山海螺各30克，玄參12克。

【加減變化】陰虛火旺26例，加生地、黨參、麥冬、杞子、女貞子；脾腎氣虛14例，加別直參、生黃芪、白朮、淫羊藿、補骨脂。

【功效】涼血止血、解毒育陰。

【適應病症】原發性血小板減少性紫癜。

【用藥方法】每日1劑，水煎分3次口服。連服1月為1療程，見效則

---

❻ 餘丹鳳，〈生血湯治療原發性血小板減少性紫癜40例〉，《浙江中醫雜誌》，1997，(1)：31。

繼續服藥至血小板升至正常後再服2個療程。

【臨床療效】　1.療效標準：顯效（血小板恢復正常，無出血症狀，持續3個月以上）；良效（血小板升至50×10^9/L，或較原水準上升30×10^9/L，基本無出血，持續2個月以上）；進步（血小板有所上升，出血症狀改善，持續2週以上）；無效（血小板記數及出血症狀無改善或惡化）。2.治療結果：治療1個月後，良效12例，占30%；進步26例，占65%；無效2例，占5%，血小板計數均值上升至$(55.29\pm20.46)\times10^9$/L。治療1年後，顯效16例，占40%；良效14例，占35%；進步8例，占20%；無效2例（服藥1個月後無效已停藥），血小板計數均值升至$(87.36\pm36.36)\times10^9$/L。

【經驗體會】　原發性血小板減少性紫癜是常見的出血性疾病之一，屬免疫性疾病，是由於抗血小板自身抗體的出現，使血小板破壞增多，並抑制骨髓巨核細胞成熟，損傷血管內皮，從而導致皮膚、黏膜出血等一系列表現。目前缺少理想的治療手段。本病屬中醫「血證」範疇，也有認為屬「葡萄疫」者。《外科正宗・葡萄疫》曰：「感受四時不正之氣，鬱於皮膚不散，結成大小青紫斑點，色若葡萄，發在遍體頭面，……邪毒傳胃，牙根出血，久則虛人。」筆者認為，本病究其原因多與火和氣有關。因於火者，多數熱毒內盛，動血傷陰，日久則成陰虛火旺之證；因於氣者，多因脾腎氣虛所致。生血湯以涼血止血、解毒育陰為原則組方，主要針對本病的「疫毒」。方中沙氏鹿茸草、紫珠草、山海螺、丹皮、槐花涼血止血、養陰消斑；當歸補血活血；山海螺兼有益氣之功，隨不同證型進行加減治療，可獲得較好療效。

7. 加味犀角地黃湯 ❼

【藥物組成】　犀角1.5克（或水牛角5克），生地36克，赤芍15克，丹皮12克，當歸6克，炙黃芪30克。

❼ 賈旭倉，〈犀角地黃湯加味治療特發性血小板減少性紫癜35例〉，《陝西中醫》，1999，(6)：245。

【加減變化】血熱妄行者加山梔12克，生石膏20克；陰虛火旺型加阿膠（烊化）10克，龜板12克，女貞子15克；氣不攝血者加太子參15克，白朮12克，山藥20克；尿血者加小薊10克，白茅根15克；便血者加地榆15克，槐花10克。

【功效】清熱解毒，涼血散瘀。

【適應病症】特發性血小板減少性紫癜，屬血熱妄行者。

【用藥方法】去犀角餘各味水煎2次，混勻後將犀角磨汁兌入，早晚分服；日1劑，10劑為1療程。

【臨床療效】治療35例，其中顯效（血小板恢復正常，無出血症狀，持續3個月以上）21例；良效（血小板上升至50×10^9/L或較原水準上升30×10^9/L以上，無或基本無出血症狀，持續2個月以上）8例；進步（血小板有上升，出血症狀改善持續2週以上）4例；無效（血小板計數及出血症狀無改善或惡化）2例。總有效率94.3%。療程最短者1個療程，最長者5個療程。

【經驗體會】特發性血小板減少性紫癜屬中醫血證之「紫斑、衄血」等範疇。本方中犀角清心、涼血、解毒，使血熱得清，其血自寧，而出血自止；生地養陰清熱，涼血止血，助犀角增強止血作用；赤芍、丹皮涼血散瘀。諸藥合用共奏清熱解毒，涼血散瘀之效。失血日久必致血虛，故合用當歸補血湯以補氣生血。二方合用標本兼顧，佐以清熱解毒、滋陰降火、健脾益氣等，藥證合拍，隨手取效。現代藥理研究表明，犀角地黃湯可降低毛細血管通透性，升高血小板，縮短出血時間，並抑制血小板抗體形成，從而使多數患者異常增高的血小板抗體明顯降低或恢復正常。當歸補血湯具抗貧血作用，可促使紅血球生成，並促進血紅蛋白合成，為該二方合用治療本病提供了科學的理論依據。

㈡陰虛火旺

1.膠艾四物湯 ❽

【藥物組成】當歸、川芎、艾炭、玄參、麥冬、丹皮、人參各10克，乾地黃20克，白芍15克，阿膠15克。

【加減變化】鼻衄加白茅根25克，焦山梔10克，炒藕節15克；呼吸道感染去人參，加雙花15克，連翹15克，水牛角5克；便血加槐花炭20克，炒茜草20克。

【功效】養陰補血止血。

【適應病症】原發性血小板減少性紫癜，證屬陰虛血弱者。

【用藥方法】1日1劑，水煎2次，取汁150毫升，頻服。

【臨床療效】治療17例，顯效12例，占70.6%；有效4例，占23.5%；無效1例。總有效率94.1%。

【經驗體會】本方源於《金匱要略》，主治婦人下血證。《千金》、《外台》亦將此方用於跌仆損傷及諸失血證。日人東洞益吉曰：「本方治吐血、下血諸血證者男子與婦人無別」。並指出：「身體痿黃，起即眩暈，四肢無力，腹滿無熱實證者為本方之眼目」。原方重用乾地黃6兩，芍藥4兩，取甘寒滋陰養血、斂虛火補肝體之意；川芎、當歸各3兩為臣，補血、養血、理血使血循常道；阿膠滋陰止血；甘草調中，共奏補血、養血、理血、止血之功，為歷代醫家推為失血證之聖藥。方中加入玄參、麥冬滋肺陰而有佐金平木之意；丹皮清虛火去血中燥熱；加人參取陽生陰長之義而補血。方中體驗甘寒滋其陰血而養其陽，血歸其位的治則。

---

❽　孟慶中，〈膠艾四物湯加味治療原發性血小板減少性紫癜17例觀察〉，《黑龍江中醫藥》，1990，(6)：15。

2.養陰活血方 ❾

【藥物組成】龜板25克，生地25克，白芍15克，當歸15克，黨參20克，茯苓20克，甘草5克。

【加減變化】腹脹、消化不良加砂仁。

【功效】滋陰降火，益氣生血。

【適應病症】原發性血小板減少性紫癜，證屬陰虛血弱，脾氣不足者。

【用藥方法】1日1劑，水煎分2次服。4週為1療程。

【臨床療效】治療24例，1～3個療程後，有效22例，占91.7%；無效2例，占8.3%。出血症狀皆消失。

【經驗體會】「出血」、「貧血」是本病的突出表現。中醫認為與熱迫血行，血不循經，氣不統血，氣滯血瘀，瘀阻絡傷有關，並與脾腎關係最密。養陰活血方中，龜板滋陰補腎，生地清熱涼血止血，兩者合用增強清熱止血之功；當歸、白芍活血養血；黨參、茯苓補益脾胃之氣；甘草清熱解毒，並補益中氣。縱觀本方既能養陰清熱，益氣活血，又能補脾固腎，與本病發病機制組合，故服藥後出血症狀消失，血小板回升。

3.黑龍湯 ❿

【藥物組成】黑豆衣30克，桂圓肉15克，黑芝麻20克，大熟地20克，何首烏10克，龍葵果15克，牛西10克，大棗5枚。

【功效】滋陰補腎，養血止血。

【適應病症】原發性血小板減少性紫癜，證屬陰虛血虧，肝腎不足者。

❾ 吳廷楊，〈養陰活血方治療原發性血小板減少性紫癜24例〉，《實用中西醫結合雜誌》，1991，(10): 623。

❿ 高德法，〈黑龍湯合增紅散治療血小板減少92例〉，《陝西中醫函授》，1992，(3): 34。

【用藥方法】1日1劑，水煎分2次服。同時配合增紅散（石榴皮、雞血藤、牛西、花椒枝各等分，研末），成人1～2克，分2次沖服，小兒酌減。15天為1療程。

【臨床療效】治療92例，其中顯效25例，占27.2%；良效38例，占41.3%；進步15例，占16.3%；無效14例，占15.2%。總有效率84.8%。

【經驗體會】通過臨床觀察，認為該病發病機制可能係「熱」「毒」過盛。因肺開竅於鼻，肺主皮毛，咽為肺之門，肺及大腸相表裏，熱、毒過盛，留戀肺系，故臨床常見鼻、齒齦皮下出血，同時咽乾，便秘等症。用「黑龍湯」，根據症狀加減，配服增紅散可使大便溏軟而不乾，從二便瀉肺之熱，熱降血涼，血涼自安，出血可止，血涼汗固。筆者體會到，此方配伍協調，性烈而不猛，寒而不傷胃，排毒淨血，增血育氣，達到升血小板的目的。兩方可增強免疫功能，用藥過程中未發現毒副作用。

4.兩地兩止湯 ⓫

【藥物組成】熟地60克，生地30克，山萸肉30克，白芍15克，白朮15克，麥冬30克，玄參30克，地骨皮12克，阿膠12克，炒大黃10克（後下），茜草10克，紫草10克，炙甘草12克。

【加減變化】瘀斑或出血者加田三七3克，仙鶴草、雞血藤各20克；氣虛者加黃芪、黨參、淮山藥；便血者加地榆、槐花；月經過多者加旱蓮草、艾葉炭。

【功效】滋陰補腎，退熱止血。

【適應病症】原發性血小板減少性紫癜，屬陰虛火擾，午後低熱者。

【用藥方法】1日1劑，水煎分2次服，30日為1療程。

【臨床療效】治療30例，其中治癒16例，占53.3%；顯效8例，占26.7

⓫ 孫雙盾，〈兩地兩止湯加減治療原發性血小板減少性紫癜〉，《新中醫》，1993，(11)：21。

%；有效4例，占13.3%；無效2例，占6.7%。總有效率93.3%。

【經驗體會】中醫治療血證歷史悠久，源遠流長，歷代文獻多有論述，筆者選用《傅青主女科》兩地湯與陳士鐸《辨證錄》兩止湯合方，臨證加減運用，藥證相符，收效較佳。兩地湯與兩止湯合方相得益彰，功擅補益氣血，育陰填精，涼血化瘀止血。方中藥物配伍及用量皆有獨到之處，補益之品用量獨大，伍以健脾補中之品，使滋補最速而不呆膩，育陰涼血而不遏滯。方中熟地、山萸肉、阿膠、白芍補益精血；生地、玄參育陰涼血；麥冬養陰清熱；白朮、炙甘草益氣健脾；地骨皮清退瘀熱；炒大黃、茜草、紫草涼血化瘀止血。大黃炒後其蕩滌攻伐之性俱減，而化瘀止血最力，祛瘀生新，氣機暢達，脈絡調和，機體陰陽氣血趨向平衡。臨床實踐證明本方對恢復體質，改善症狀，提高血小板水準作用明顯。在運用該方治療中部分患者有不同程度的大便薄，次數增多的現象，也有少數患者出現腹部隱痛的症狀。究其原因，可能與本方滋膩有餘而補氣不足有關，亦可能與運用大黃導致緩瀉有關，但不影響脾胃功能，大多患者藥後飲食增多，精力充沛，體力漸強。所以臨證中對大便增多未作處理，一旦出現脾胃功能障礙，胃脘滿悶，納呆等症時則都給予了相應的治療，安身之本，必恣於食，注重顧護脾胃，才能提高療效。

5.補腎活血湯 ⑫

【藥物組成】熟地、女貞子、旱蓮草、丹參、仙鶴草各20～30克，丹皮、茯苓各15～20克，菟絲子、山萸肉、補骨脂、白朮、當歸各10～15克，甘草6～10克。

【加減變化】腎陰虛明顯加杞菊地黃丸；腎陽虛加腎氣丸；出血明顯加十灰丸。

【功效】滋陰補腎，活血止血。

---

⑫ 周永明，〈補腎活血法治療老年原發性血小板減少性紫癜的臨床觀察〉，《中醫雜誌》，1993，(12)：730。

【適應病症】原發性血小板減少性紫癜，證屬陰虛血瘀的老年病人。

【用藥方法】1日1劑，水煎分2次服，共治療3～6個月。

【臨床療效】治療22例，其中顯效5例，占22.7%；良效9例，占40.9%；進步6例，占27.3%；無效2例，占9.1%。總有效率90.9%。

【經驗體會】老年原發性血小板減少性紫癜屬中醫的「虛勞」「血證」等範疇。本病起病大多緩慢，病程纏綿，常反覆出血，一般多呈全身衰弱狀態，病變多屬內臟虛損。血的生成與肺脾腎的關係密切，其中又以腎的作用最為重要。老年人腎虧多見，腎虛則精血不足，骨髓枯竭，不僅直接影響造血，而且還可內生火熱，迫血妄行；或腎虧火衰，火不歸元，而致陰寒凝集於下，無根之火浮炎於上，致使血行障礙，溢出脈外。脈外之血乃為瘀血，血脈阻滯，流行不暢而致血不循經，亦可發生出血。因此，腎虛精虧是導致氣血不足、生血障礙的根本原因，血脈阻滯是腎虛精虧的病理反應，臨證抓住這一環節，對於防治出因、升提血小板具有標本兼顧的作用。

6. 血安湯 [13]

【藥物組成】生地、山藥、山萸肉、丹皮、茯苓、澤瀉、生黃芪、當歸、赤芍、白花蛇舌草、紫丹參、補骨脂、仙鶴草。

【加減變化】脾虛者加潞黨參。

【功效】補腎活血化瘀，兼以清熱涼血止血。

【適應病症】原發性血小板減少性紫癜，證屬陰虛火旺者。

【用藥方法】水煎服，每日1劑，分2次服，當血小板恢復正常，出血症狀消失後繼續服藥1～2個月以鞏固療效。

【臨床療效】治療50例，其中顯效14例，占28.6%；良效17例，占34%；進步16例，占32%；無效2例，占6%。療程23～150天不等，平均75天。

---

[13]　邢人璞，〈血安湯治療原發性血小板減少性紫癜50例〉，《北京中醫藥大學學報》，1996，(2)：28。

　　【經驗體會】原發性血小板減少性紫癜屬中醫「血證」、「發斑」等範疇。中醫認為血的生成與脾腎關係最為密切，其臨床表現也多有脾腎虧虛，尤以腎陰虧為主；陰虛則火旺，火旺則迫血妄行，故方中選用六味地黃湯等補腎藥，以滋陰填精，補髓生血，腎陰充足，則虛火自退。離經之血久居不去則成瘀，瘀血不去則新血不生，因而方中又加上活血化瘀之品，使瘀血袪，新血生；並配以白花蛇舌草等清熱涼血藥，以涼血止血。諸藥合用，共奏補腎益精、活血化瘀、清熱涼血之效，恰合本病病機，因而取得較好的臨床效果。

(三)氣不攝血

1. 貞地歸脾湯 ⓮

　　【藥物組成】女貞子、熟地、旱蓮草、黃芪、黨參、白朮、桂圓肉各15克，當歸、茯苓、遠志、棗仁、阿膠各12克，廣木香10克，大棗、土大黃各30克，甘草6克。

　　【加減變化】出血重者加生地、白茅根各30克，丹皮12克，赤芍15克，犀角粉1克。

　　【功效】補益脾腎，止血。

　　【適應病症】原發性血小板減少性紫癜，證屬脾腎兩虛，氣陰不足者。

　　【用藥方法】1日1劑，水煎分2次服。

　　【臨床療效】治療35例，其中完全緩解15例，占42.9%；基本緩解10例，占28.6%；進步9例，占25.7%；無效1例，占2.9%。總有效率97.1%。

　　【經驗體會】《內經・血證論》曰：「血之運行上下，全賴於脾。」脾虛則不能統血，氣弱則不能攝血，以致血不歸經，溢於經脈之外，滲於

⓮　吳斌，〈以歸脾湯為主治療慢性原發性血小板減少性紫癜35例療效觀察〉，《實用中西醫結合雜誌》，1990，(1)：38。

皮膚之間或旁流四溢而發生多種出血證。所以說脾病出血責之於氣虛。根據這一病機擬定健脾益氣，補氣攝血法治療。以歸脾湯為主，方中用四君子湯健脾益氣；加黃芪以增強益氣功效；棗仁、遠志、龍眼肉養心安神；木香理氣醒脾，氣血雙補，心脾同治；加用女貞子、旱蓮草（二至丸）養陰止血；用土大黃涼血解毒，消腫，藥理研究表明土大黃可以促進骨髓血小板再生。出血嚴重者在基本方中去當歸、熟地，加犀角0.3克，每日3次，丹皮12克，赤芍15克，白茅根30克以清熱解毒，涼血止血，從而起到止血作用。

2. 貞芪湯 ⓖ

【藥物組成】女貞子、黃芪、製首烏、黨參、枸杞子各15克，生地、阿膠（烊化）、白朮各20克，大棗50克。

【加減變化】血小板小於20×10^9/L，全身出現瘀斑兼出血者加三七粉10克，仙鶴草、藕節、丹參各20克；血小板小於 $(30 \sim 40) \times 10^9$/L，四肢有稀疏出血點，鼻衄、齒衄，加白茅根30克，藕節、仙鶴草各20克；月經過多，加旱蓮草20克，白茅根20克，小薊15克；血小板大於40×10^9/L，出血傾向不甚，單用上述基本方；若兼心悸氣短或白血球減少者加麥冬30克，五味子10克，黃精、補骨脂各15克；納呆、便溏加山藥、穀芽各30克，砂仁10克；脘腹痞滿加白蔻仁10克，枳殼10克，厚朴15克；手足心熱加丹皮、麥冬、山萸肉各10克。

【功效】補脾氣，益腎精。

【適應病症】原發性血小板減少性紫癜，證屬脾不攝血，陰精不足者。

【用藥方法】1日1劑，水煎分2次服。

【臨床療效】治療14例，服藥1週後血小板上升，病情好轉。經觀察

ⓖ 郭子光，〈從肝脾論治慢性特發性血小板減少性紫癜〉，《中醫雜誌》，1990，(10)：36。

4～8個月，3例血小板尚未升至正常，5例進入鞏固治療階段，6例已停藥1～2個月未見反覆。

【經驗體會】血小板減少是血液質量虧損，實為肝不藏血不能調節之故。脾主統血，是指脾氣有約束血液循常道運行之功。如脾氣虧損則血不循經而外溢，故出現紫癜、出血等症狀。本病的紫癜、出血傾向就是肝脾虛損的證明，不必拘泥於有無其他肝血不足（如面色無華，唇甲淡白等）或脾氣虛弱（如納差食少、消化不良等）症狀，概從肝脾論治多可取效。同時對於紫癜多、瘀阻重、出血突出者，加入既能止血又能活血化瘀的藥物如三七、藕節、仙鶴草、丹參等非常必要，上述藥物有祛瘀生新之功而無止血留瘀之弊。

3. 補腎健脾湯 ❻

【藥物組成】補骨脂、骨碎補、菟絲子、白朮、茯苓各12克，黨參、黃芪、生地各20克，當歸15克。

【加減變化】鼻衄、齒齦出血加仙鶴草15～30克；肌衄加丹參10～15克；月經過多加烏梅10～12克，川續斷12～15克；納穀不香、苔膩加炒蒼朮6～10克，陳皮6克。

【功效】補腎健脾，固攝止血。

【適應病症】原發性血小板減少性紫癜，證屬脾腎虧虛，失於固攝者。

【用藥方法】1日1劑，水煎分2次服。30日為1療程。

【臨床療效】治療35例，其中顯效8例，占22.9%；良效16例，占45.7%；進步7例，占20%；無效4例，占11.4%。總有效率88.6%。

【經驗體會】根據臨床表現，慢性原發性血小板減少性紫癜可歸於中醫「血證」範疇中。《諸病源候論》指出其發生因「勞傷損動」，明·

---

❻ 高想，〈補腎健脾法治療慢性原發性血小板減少性紫癜35例〉，《中醫雜誌》，1991，(3)：24。

張景岳提出其治療「……以甘平之劑溫養真陰，務令陰氣完固，乃可拔本塞浮」。在筆者的臨床實踐中，發現本病的發生與腎、脾有關，由腎虛脾弱，生血無源，統血無權而致，故採用補腎健脾為主的治法。同時，出血者多見血虛，離經之血即為瘀血，因而佐以養血活血。

4.升血湯 ⑰

【藥物組成】黃芪20克，紅參10克，山藥20克，大棗15克，骨碎補20克，淫羊藿10克，補骨脂10克，菟絲子10克，女貞子10克，當歸10克，炙甘草4克。

【加減變化】急性發作，出血較多者，加生地30克，丹皮10克；陰虛有熱，相火旺盛者，加黃柏10克，生地30克；瘀血重者加丹參20克。

【功效】健脾補腎，益氣養血。

【適應病症】原發性血小板減少性紫癜，證屬脾腎不足，氣血兩虛者。

【用藥方法】1日1劑，水煎分2次服。

【臨床療效】治療18例，其中治癒10例，占55.6%；顯效8例，占44.4%。療程22～46天，平均34天。其中血小板上升至120×10^9/L以上最快者17天，最慢者41天，平均29天。

【經驗體會】方中黃芪、紅參、山藥、大棗、甘草健脾補氣生血；骨碎補、淫羊藿、補骨脂、菟絲子補腎陽；女貞子補腎陰；當歸補血活血。山藥、骨碎補既能補腎陽又能收浮陽，且有破血止血的功效。如為男性病人，最好加黃柏16克，因其能滋腎水堅腎。制約相火，可以防止或消除壯腎陽藥可能引起的相火亢盛的副作用（如性機能亢進）。現代研究證實：黃芪有調整人體免疫功能和刺激骨髓造血機能的良好作用，補腎藥具有腎上腺皮質激素的功能而沒有皮質激素的副作用；甘草也有類

---

⑰ 唐德晃，〈自擬升血湯治療慢性原發性血小板減少性紫癜18例〉，《廣西中醫藥》，1993，(2)：10。

似皮質激素的功效。由於本方具有較強的補腎健脾、補氣生血作用，其中的骨碎補、當歸還能活血祛瘀，黃芪能補氣行滯。補陽藥中伍用了補陰藥，使本方補而不滯，溫而不燥，達到既能生血又能活血止血的目的，因而在治療慢性原發性血小板減少性紫癜時，有良好的止血、升高血小板數和增強體質的作用，故能收到比較滿意的臨床效果。

5.扶命培土湯 ⑱

【藥物組成】肉桂、熟附子、西黨參、北黃芪、淮山藥、淫羊藿、巴戟天、枸杞子、菟絲子、淡蓯蓉、蒸黃精、制鎖陽。

【加減變化】陰虛火旺者，酌加用滋陰清熱之品，如麥冬、生地、玄參、焦山梔、茜草、茅根；大便溏稀去淡蓯蓉；急性期加用水牛角腮。

【功效】溫補腎陽，健脾益氣養血。

【適應病症】原發性血小板減少性紫癜，腎陽虛或脾腎陽虛型。

【用藥方法】每日1劑，水煎，分2次溫服，連續服用，服至血小板100×10^9/L以上，再繼續服用1個月以鞏固療效。

【臨床療效】治療64例，其中顯效（血小板恢復正常，無出血症狀，持續3個月以上）17例；良效（血小板上升至50×10^9/L或較原水準上升30×10^9/L以上，無或基本無出血症狀，持續2個月以上）21例；進步（血小板有上升，出血症狀改善持續2週以上）20例；無效（血小板計數及出血症狀無改善或惡化）6例。總有效率90.6%，顯效率26.6%。

【經驗體會】原發性血小板減少性紫癜屬於中醫「血證」、「虛勞」等範疇，多因脾腎陽虛所引起，特別是腎陽虛為本病關鍵，因為血液的化生與運行都與脾腎有著密切的關係，原發性血小板減少性紫癜以骨髓巨核細胞系統成熟障礙，周圍血中血小板減少，臨床表現為長期出血症狀及皮膚紫癜等特徵，中醫認為：腎藏精主骨生髓，精血又可互生，腎

---

⑱ 劉益新，〈扶命培土湯治療原發性血小板減少性紫癜64例臨床觀察〉，《湖南中醫學院學報》，1993，(2)：16。

陽不足，脾陽難健，統攝無權，導致血液化生不足，血不循經，故出現血虧血少，皮膚紫斑等病理改變。因此，治療原發性血小板減少性紫癜須抓住脾腎陽虛這一環，而其根本又在腎陽充旺與否，故溫腎陽而兼健脾陽是對此病的「治病求本」之法。「扶命培土湯」，以溫補腎陽藥物為主，配以健脾溫中，益氣養血之品組成。用鎖陽為君，補陰益陽，生精養血，而藥性溫潤平和，宜於久服；輔以補腎要藥巴戟天，療五勞，益精血，安神增智；淡蓯蓉、枸杞、菟絲子補肝腎，強筋骨，添精益髓；淫羊藿，益精氣，強肝腎，且補命門之火；佐參、芪、黃精、淮山補中益氣，溫運脾胃，以充後天之本；使用肉桂、附子，協和諸藥，暖脾胃，既補下焦陽虛，肝腎兩衰，又治中焦虛憊，運化無力。綜合全方，具有補肝腎，益脾胃，助陽益陰，補髓生血的功用，故對肝腎兩虧，骨髓生血功能障礙，後天不足，脾失統血，溢於絡外之諸衄有生血止衄之效。對於陰虛火旺的患者，適當配用滋陰降火之品，以抑制扶命培土湯的溫燥之性。對於血熱妄行者，一定要先用清熱涼血之方，熱退後衄血仍不止者可再改用扶命培土湯治之。從臨床結果看，扶命培土湯治療腎陽虛或脾腎陽虛型者效果較好，對陰虛火旺型患者療效次之，血熱妄行者熱未退者不宜用。

6.消癜方 [19]

【藥物組成】黃芪30克，黨參30克，白朮10克，炙甘草6克，茯苓10克，水牛角30克，生地15克，熟地15克，山萸肉6克，川續斷15克。

【加減變化】鼻衄、齒衄加仙鶴草；納穀不香加蒼朮、陳皮；月經過多加杜仲。

【功效】健脾益氣，補腎養精。

【適應病症】原發性血小板減少性紫癜，證屬脾腎精氣不足者。

---

[19] 陸維宏，〈消癜方治療原發性血小板減少性紫癜51例〉，《浙江中醫學院學報》，1994，(3)：19。

【用藥方法】1日1劑，水煎分2次服。30天為1療程，連用2個療程。治療期間停用西藥。

【臨床療效】治療51例，顯效17例，占33.3%；良效20例，占39.2%；進步10例，占19.6%；無效4例，占7.9%。總有效率92%。

【經驗體會】原發性血小板減少性紫癜據其臨床表現屬中醫「血證」範疇，其中以衄血、紫癜、紫斑為主。其發生原因，是因外感內傷，或因飲食不節，損傷脾胃，脾胃受損，脾氣虛弱。脾胃氣衰，鬱而生熱以致陰火亢盛，腎為先天之本，脾為後天之本，在生理上互相促進，在病理上相互影響。脾氣虛弱，化源不足，水穀精微不能充養腎精，則精血不足，陰虛火旺，火傷血絡，血溢脈外。綜上所述，本病的發生，一為正氣虛弱，不能統血；二為火熱之邪擾動血脈。脾腎虧損為其本，火熱迫血妄行為其標。故消癜方以參、芪、朮、苓、草補益脾氣；熟地、川續斷、萸肉補腎填精；水牛角、生地清熱涼血。諸藥合用，健脾補腎治其本，清熱涼血治其標，標本兼顧，故獲良效。

7.養血清癜湯 [20]

【藥物組成】炙黃芪20克，全當歸10克，杭白芍10克，女貞子15克，旱蓮草15克，何首烏10克，補骨脂10克，巴戟天10克，炙甘草6克，山萸肉10克，熟地10克。

【功效】益氣血，補肝腎。

【適應病症】慢性特發性血小板減少性紫癜，氣不攝血，脾腎虧虛者。

【用藥方法】水煎劑，每日1劑，每劑2煎，每煎200毫升，分早晚口服，連續用藥6個月。

【臨床療效】治療55例，其顯效率、良效率、進步率、無效率和總

---

⑳ 楊宇顥等，〈養血清癜湯治療慢性特發性血小板減少性紫癜臨床研究〉，《中國中西醫結合雜誌》，1999，（1）：29。

有效率分別為32.7%、20%、34.6%、12.7%和87.3%。

【藥理】甘草、當歸可調節抗體和補體的產生，當歸可減少毛細血管通透性；補氣藥中的黃芪對機體的免疫機能有雙向調節作用，可促進淋巴細胞轉化，增強細胞免疫功能，還能啟動NK細胞；巴戟天有促腎上腺皮質激素樣作用；白芍可調整T細胞免疫功能，使處於低下狀態的細胞免疫功能恢復至正常水準；補骨脂在小鼠的止血實驗中能縮短出血時間，減少出血量；熟地對下丘腦－垂體－腎上腺皮質系統有較明顯的保護作用，能減輕激素副作用，並有止血功能。另外甘草還有腎上腺皮質激素樣作用，它在少量腎上腺皮質激素存在下，能顯著增強和延長腎上腺糖皮質激素的作用，其次還有抗炎、抗過敏及免疫抑制作用，能使血清IgM、IgG、IgA水準下降。

【經驗體會】特發性血小板減少性紫癜(ITP)以多種出血為主證，屬於中醫學「血證」範疇。臨床發現在服用激素治療ITP過程中可出現陰虛火旺表現，而在減量或撤除後又會表現為脾腎陽衰。脾與腎既有先後天關係，又有功能上聯繫，腎主水，水行需靠脾之運化，兩臟關係極為密切，因此腎陰虛火旺或脾腎陽虛亦為ITP主要病機。肝藏血，有主血海衝任之功，其疏泄功能可暢氣機，使血行不怠。脾氣統血功能需肝之疏泄的協助，因此久病脾虛患者易伴見肝脾不和。又肝腎同源，腎陰虛常與肝陰虛並見，陰虛火旺，相火妄動，可導致血液妄行而出血。因此肝之功能也與ITP發病密切相關。臨床發現，對一些反覆出血，常規藥物難以控制的ITP病例，用柔肝法可以取效，亦反證了以上論點。故ITP病機特點是以肝、脾、腎三臟虛損為其本，以熱和瘀為其標，邪熱可迫血妄行，瘀則貫穿於出血性疾病始終。根據此病機特點，以益氣血、補肝腎為法組成養血清癜湯。方中炙黃芪、炙甘草健脾益氣，與當歸配伍取當歸補血湯益氣生血之意；女貞子、旱蓮草、何首烏、山萸肉、熟地均可滋補肝腎之陰，以防虛熱過甚加重出血；巴戟天、補骨脂補腎壯陽以助先天。

以上補益肝腎之品體現了「壯水之主以制陽光，益火之源以消陰翳」的中醫治療法則；炒白芍酸斂入肝脾經，配合當歸養肝清肝，共奏益氣血，補肝腎之功。通覽全方，均為入脾、肝、腎三經之品，全方兼顧了氣虛、陰虛、陽虛三方面，既治本，又顧標，以治本為主，體現了標本同治的原則。患者一般在服藥2週左右出現療效，首先表現為出血程度明顯減輕或消失，隨後出現血小板的緩慢上升。當血小板上升至50×10^9/L或80×10^9/L時，往往會出現一個持久的平臺期，再堅持治療1～2個月，方可出現新的明顯進步，因此需堅持3個月甚至更長時間治療。在治療過程中，未發現明顯不良反應和毒副作用。

(四)瘀血內阻

1. 桃紅丹參湯 [21]

【藥物組成】桃仁10克，紅花10克，丹參10克，當歸10克，雞血藤10克，仙鶴草15克，紫珠草10克，荔枝草10克，大黃5克。

【加減變化】氣虛者加黃芪、人參、白朮、甘草、茯苓；陰虛者加女貞子、旱蓮草、白芍、地黃、阿膠、黃柏；陽虛者加肉桂、菟絲子、補骨脂、鹿角膠；出血量多者加血餘炭、棕櫚炭、雲南白藥；月經過多者加益母草、雷公藤；瘀血者加土元、失笑散。

【功效】活血化瘀，養血止血。

【適應病症】慢性特發性血小板減少性紫癜，證屬瘀血阻絡，血不歸經者。

【用藥方法】1日1劑，水煎分2次服。

【臨床療效】治療32例，其中顯效13例，占40.6%；良效15例，占46.9%；進步2例，占6.2%；無效2例，占6.3%。總有效率93.7%。

---

[21] 王衛中，〈慢性特發性血小板減少性紫癜臨床觀察〉，《中醫雜誌》，1993，(4)：229。

【經驗體會】慢性特發性血小板減少性紫癜的病機以絡傷血溢、正氣虧虛、瘀血內停為主，基於此病機，本病的基本治法當為止血、補虛、活血化瘀。但在疾病的不同時期和具體情況下又有其主次不同，一般說來，緩解時以正虛為主，治以補益為要，病重時標象為著，急以止血和絡，而活血化瘀法則隨機應用於病程的全過程中。清·何夢瑤指出，組方用藥有寒熱並用者，因其人寒熱之邪，夾雜於內，不得不用寒熱夾雜之劑。筆者認為，以燥與濕、滑與澀、動與靜、散與收、剛與柔、升與降等作用相左的藥物合組於一個方中，可收到相反相成，互制互濟的功效。因此，本方在組方上既用仙鶴草、紫珠草、荔枝草之收斂、涼血止血，又用丹參、桃仁、紅花等活血祛瘀；既用大黃、桃仁等攻邪破瘀，又藉參、芪、芍等扶正補虛；既用生地、大黃之寒，又取肉桂、鹿角之溫。合補瀉行止於一方，熔寒熱溫涼於一爐；令補中寓瀉、止中有行、動靜相須、開闔相濟，陽以育陰、陰以抱陽，故可收止血、補虛、活血化瘀之功。此外，在辨證的基礎上，結合辨病用藥可以提高療效。如在選用收斂、涼血止血藥時，選擇能治療慢性特發性血小板減少性紫癜的荔枝草和可提高血小板數的仙鶴草、紫珠草，對月經量多或崩漏的患者，選擇既能治療月經過多，又可調整機體免疫機能的草藥雷公藤，均收到了預期的效果。

2.化瘀生新湯 ㉒

【藥物組成】丹參、雞血藤、茜草根、大棗各20克，紫草15克。

【加減變化】鼻衄加黃芩、白茅根；齒衄加生地、紫珠；月經過多加地榆炭、仙鶴草；便血加地榆炭、槐花；氣虛加黨參、黃芪；血虛加當歸、熟地、阿膠。

【功效】活血養血止血。

㉒ 吳光明，〈化瘀生新湯治療原發性血小板減少性紫癜36例臨床觀察〉，《湖南中醫雜誌》，1993，(5)：8。

【適應病症】原發性血小板減少性紫癜，瘀血不去，新血不生者。

【用藥方法】1日1劑，水煎分2次服。

【臨床療效】治療36例，其中治癒15例，占41.7%；顯效12例，占33.3%；有效6例，占16.7%；無效3例，占8.3%。總有效率91.7%。

【經驗體會】本病雖屬出血性疾病，但出血後血液留滯在體內，形成「瘀阻血溢」的瘀血證，它不僅加重經絡阻滯，使出血不易停止，而且阻礙新血的化生，從而形成瘀血不去，新血不生的病理機制。治療宜以活血祛瘀為主，此乃宜行血不宜止血之旨，然而本病始因出血而發，故組方用藥時必須選用活血不耗血，涼血不凝血，補血不滋膩，止血不留瘀的藥物。方中丹參養血活血，化瘀而不傷血；雞血藤補血活血，通絡而不滯血；茜根止血活血，使血止而瘀不留；紫草涼血活血，解毒散瘀，涼血而不凝血，尤對急性型最為適宜；大棗扶正補中，益氣養血，補而不膩，並能調補脾胃，增加食慾，促進藥物吸收，培補氣血生化之源。全方配伍，性味平和，共奏「化瘀生新」之功。

3. 活血消斑湯 [23]

【藥物組成】當歸12～30克，川芎10～30克，紅花8～10克，赤芍10～20克，雞血藤15～30克，黨參15～30克，黃芪10～30克。

【加減變化】脾虛加白朮15克，茯苓10克，山楂10克，陳皮5克；腎陽虛加巴戟天15克；腎陰虛加女貞子15克，枸杞子15克；感染發熱者加蒲公英20克，蚤休8克；婦女經期減少活血化瘀藥用量，加入止血藥如生地30克，地榆30克，仙鶴草30克，烏賊骨20克。

【功效】活血化瘀，補氣通絡。

【適應病症】原發性血小板減少性紫癜，證屬氣虛血瘀，脈絡瘀滯者。

---

[23] 朱介濱，〈活血消斑湯治療慢性血小板減少性紫癜〉，《黑龍江中醫藥》，1996，(1)：19。

【用藥方法】1日1劑，水煎分2次服。

【臨床療效】治療19例，其中顯效5例，占26.3%；有效8例，占42.1%；進步4例，占21.1%；無效2例，占10.5%。總有效率89.5%。平均住院27天。

【經驗體會】血證的病理變化主要是血溢脈外、離經之血不去，新血不生，更加重出血，導致惡性循環，所以無論是涼血止血，還是益氣止血，都以祛瘀作為基礎，使血能循經而行，氣無所壅滯，出血自止。故原發性血小板減少性紫癜治療中用當歸、赤芍、川芎、紅花、益母草等養血活血藥，祛瘀而不傷正，才能在臨床上取得較好的效果。由於臨床病情複雜，存在著血瘀兼有氣虛，陰虛等情況，故臨證要靈活變通。治療上要在活血化瘀同時，佐以補氣，滋陰藥物，達到更好的效果。ITP的治療中，一些破血藥是禁用的，如三棱、莪朮等，因其有耗血動血之力，更加重出血。另外要謹守病機，急則治標，緩則治本。在急性期，有大出血情況下，當以止血為要，慎用活血化瘀之法，防止大出血不止。待到緩解期後，再用活血祛瘀之法來治療為好。

4.清肝化瘀湯 ❷

【藥物組成】柴胡、蟬蛻各9克，紫草、丹皮、茜草、赤芍、土炒白朮各10克，白茅根20克，黃芪15克，大黃炭5克，水牛角30克，紅棗10枚。

【功效】疏肝調脾，活血化瘀。

【適應病症】小兒原發性血小板減少性紫癜。

【用藥方法】水煎服，每日1劑，連服15日為1療程。

【臨床療效】治療36例，其中27例經服藥1～2個療程後皮疹消失，血小板上升至正常範圍，追訪1年未見復發；7例經服藥1～2個療程後皮疹消失，血小板上升至100×10^9/L以上。總有效率94.4%。

---

❷ 謝自成，〈清肝化瘀湯治療小兒原發性血小板減少性紫癜36例〉，《四川中醫》，1997，(10)：43。

【經驗體會】原發性血小板減少性紫癜屬中醫的「紫斑」、「發斑」、「葡萄疫」、「肌衄」等範疇。中醫認為本病多為邪熱蘊積腸胃、迫血妄行，發於四肢、肌肉；或因脾氣虧虛，統攝無權。筆者認為本病與肝、脾關係至為密切，多係熱毒蘊積中焦，肝失疏泄，鬱積肝脾所致，故擬清肝化瘀湯，方中以柴胡疏肝解鬱；紫草、丹皮、茜草、水牛角、白茅根、赤芍清熱涼血、解毒止血；少佐大黃炭祛瘀生新、通腑瀉熱；蟬蛻清瀉肝經風熱以透邪排毒；尤以黃芪、土炒白朮、大棗健脾，理中攝血。本方補中寓瀉，清中兼養；涼而不膩邪，疏而不耗氣。現代藥理研究表明，本方有促進血小板生成，提高免疫功能，抑制病毒生長的功效。

二、統治驗方

1. 黃芪三七甘草湯 ㉕

【藥物組成】黃芪15克，三七3克，水牛角、生地、阿膠、仙鶴草各15克，紫草、脫力草、黃柏、甘草各10克，紅棗10克。

【加減變化】脾腎兩虧加黨參、仙靈脾；血熱妄行加水牛角、白茅根、地榆；氣虛不攝加紅參、白朮，重用甘草；陰虛內熱加丹皮、枸杞子、玄參，黃芪減量；失眠加牡蠣、磁石、酸棗仁。

【功效】補氣生血，涼血止血。

【適應病症】原發性血小板減少性紫癜。

【用藥方法】1日1劑，水煎分2次服。15劑為1療程。

【臨床療效】治療35例，其中痊癒16例，占45.7%；基本痊癒9例，占25.7%；有效3例，占8.6%；無效7例，占20%。總有效率80%。

【經驗體會】筆者通過對本病臨床觀察，認為脾腎虧虛是其本，而火傷血絡為其標。黃芪三七甘草湯方中黃芪、生地為補益脾腎的要藥，

㉕　劉晨光，〈黃芪三七甘草湯治療原發性血小板減少性紫癜35例〉，《江蘇中醫》，1993, (6)：9。

生地配阿膠能滋陰補血止血；參三七除行瘀止血活血外，與補氣藥同用尚有補氣之功，對升血小板有良效；黃柏清熱解毒，有保護血小板的功能；紫草、脫力草加強清熱涼血止血；炙甘草、紅棗具有升血小板功能。本方隨症加減治療血小板減少性紫癜有較好的效果。

2.赤小豆花生湯 ❷

【藥物組成】赤小豆50克，帶衣花生仁30克，冰糖20克。

【功效】補益脾腎，止血。

【適應病症】原發性血小板減少性紫癜。

【用藥方法】以上諸藥，加水適量，隔水燉至豆熟爛，吃渣喝湯，每日1次，30天為1療程。可連續應用2～3個療程。

【臨床療效】治療50例，其中痊癒16例，占32%；有效30例，占60%；無效4例，占8%。總有效率92%。

【經驗體會】慢性原發性血小板減少性紫癜按中醫辨證分型有陰虛胃熱型、陽虛氣弱型之分。但臨床上往往虛實相兼，治療上也多補益氣血與清熱解毒散瘀兼顧。本法中赤小豆既清熱解毒化瘀又能補益心脾；花生仁性甘平，解毒且其衣有補血止血之功，治療慢性原發性血小板減少性紫癜效果明顯。

3.歸脾四生湯 ❷

【藥物組成】生黃芪15～30克，當歸10～15克，生地10～30克，側柏葉15～30克，荷葉10～15克，生甘草10克，炒槐花10～15克，山萸肉10～30克，參三七粉2～6克，仙鶴草30克，阿膠10～15克。

【功效】益氣養血，斂陰止血。

---

❷ 王文育，〈赤小豆花生湯治療慢性血小板減少性紫癜50例小結〉，《江西中醫藥》，1993，(6)：43。

❷ 姜建珍，〈歸脾湯合四生丸治療原發性血小板減少性紫癜46例〉，《北京中醫》，1993，(3)：27。

【適應病症】原發性血小板減少紫癜。

【用藥方法】1日1劑，水煎分2次服。1個月為1療程，連服1.5～3個療程。

【臨床療效】治療46例，其中顯效11例，占23.9%；良效15例，占32.6%；好轉11例，占23.9%；無效9例，占19.6%。總有效率80.4%。用藥後15～60天，出血完全消失10例，減輕3例，止血有效率93.4%。

【經驗體會】紫癜是以皮膚或粘膜發生瘀點瘀斑為主要臨床表現的一種疾患。《丹溪心法》稱為「陰證發斑」，《東醫寶鑑》稱為「內傷發斑」，是有別於外感溫熱病的發斑發疹。吾師悉心研究前人的經驗，通過多年的臨床實踐，認為本病常見氣虛血熱錯綜複雜證，用藥應多方面考慮，治則益氣健脾，涼血寧絡，方選歸脾湯合四生丸加減。本方具有類似免疫調節劑作用，此方含有10多種氨基酸、礦物質、鐵、鋅等微量元素及維生素K等有促進巨核細胞恢復及血小板形成的作用，實驗室檢查有促進血小板功能恢復的作用。

4.紫癜速癒湯 ❷⑧

【藥物組成】雞血藤60克，熟地、玄參、麥冬各30克，茜草、補骨脂、紫草、生地各20克，白芍、白朮、當歸各15克，阿膠、甘草各10克，三七4克。

【加減變化】氣虛者加黃芪、黨參；便血者加地榆炭、芥穗炭；月經過多者加旱蓮草、赤石脂。

【功效】滋陰養血，補腎止血。

【適應病症】原發性血小板減少性紫癜。

【用藥方法】1日1劑，水煎分2～3次服。

【臨床療效】共治療68例，其中53例用過激素及免疫抑制劑。結果

---

❷⑧ 劉家磊，〈紫癜速癒湯治療原發性血小板減少性紫癜68例〉，《遼寧中醫雜誌》，1994，(9)：410。

治癒39例，占57.4%；顯效18例，占26.5%；有效8例，占11.8%；無效3例，占4.4%。總有效率95.6%。用藥時間30～120天。

【經驗體會】慢性原發性血小板減少性紫癜屬中醫「血證」、「虛勞」、「發斑」等範疇。其發病多因七情、飲食、勞倦、久病、瘀血所致。筆者自擬血小板復原紫癜速癒湯，該方功擅補益氣血、育陰填精、涼血止血、祛瘀生新。方中雞血藤、熟地、補骨脂、阿膠、白芍補益精血；生地、玄參育陰涼血；麥冬養陰清熱；白朮、炙甘草益氣健脾；三七、茜草、紫草、當歸養血、涼血，祛瘀生新補而不膩，化瘀止血，使氣機暢達，脈絡調和，機體陰陽氣血平衡。臨床實踐證明運用本方並食用花生米及外衣對恢復體質、改善症狀、提高血小板水準作用效果明顯。

5. 加味八珍湯 ❷

【藥物組成】黨參、茯苓、生地、赤芍、丹參、黃芩、防風各10克，白朮、當歸、川芎、山萸肉、甘草各6克。

【加減變化】血熱去川芎，加水牛角20克，竹葉6克，銀花10克，並重用生地、丹參；陰虛去黨參、川芎，加枸杞子10克，麥冬10克；氣虛加黃芪15克，重用黨參；挾濕去赤芍、丹參，加藿香、砂仁、澤瀉各6克；出血較重者去當歸、赤芍、川芎、丹參，加田三七3克，仙鶴草30克，白茅根15克。

【功效】益氣養血，疏風清熱。

【適應病症】原發性血小板減少性紫癜。

【用藥方法】1日1劑，水煎分2次服。一般連服2～3個月。同時配合西藥止血合劑、左旋咪唑，或激素、免疫抑制劑。

【臨床療效】治療42例，其中治癒30例，占71.4%；恢復6例，占14.3%；好轉6例，占14.3%。總有效率100%。治癒與恢復時間最短者2天，最

❷ 胡永紅，〈中西醫結合治療慢性原發性血小板減少性紫癜42例〉，《中國中西醫結合雜誌》，1994，(8)：495。

長者7天，平均5天。好轉最長9天，最短1.5天，平均6.5天。

【經驗體會】中醫學認為本病由熱毒內伏營血或脾腎兩虧所致，尤以後者為主。脾主生血、統血，為氣血化生之源。小兒脾常虛，脾虛則統攝無權。故血小板減少性紫癜以氣虛型居多，常有不同程度的挾瘀、挾濕表現。又小兒熱性病多，久熱傷陰，故陰虛型也不少見，血熱型較少。八珍湯為補益氣血之劑，加減後可用治偏氣虛、偏陰虛、偏血熱及挾濕、挾瘀。現代醫學證明：健脾補腎與活血化瘀中藥能雙向調節機體免疫功能，後者能使血小板抗體生成減少，增強機體清除抗原的能力，還能改善毛細血管通透性。

6.三膠陽和湯 ❸⓿

【藥物組成】熟地、桂圓肉、旱蓮草各30克，鹿角膠24克，肉桂、麻黃、薑炭各3克，龜板膠、阿膠、人參、白朮各15克，炙甘草6克。

【功效】調補氣血陰陽。

【適應病症】原發性血小板減少性紫癜。

【用藥方法】1日1劑，水煎分2次服。

【臨床療效】治療64例，其中臨床治癒19例，占29.7%；顯效22例，占34.4%；有效20例，占31.3%；無效3例，占4.7%。總有效率95.3%。

【經驗體會】本病的病因、病機，責之心腎肺脾功能失調，血液生化失常，使血溢脈外所致。故方中用熟地、旱蓮草、鹿角膠、龜板補腎陰陽以生精髓；龍眼肉、阿膠、肉桂補心養血，溫陽活脈；人參、白朮、炙甘草健脾補中，生血統血；麻黃、薑炭溫肺宣氣，調理治節。鹿、龜、阿三膠、旱蓮草、薑炭均能止血。本方標本兼治，使血生有本，血行有道，推動有力，固攝有權，故諸證得治。

---

❸⓿ 龔鳳平，〈三膠陽和湯治療慢性血小板減少性紫癜64例〉，《陝西中醫》，1991，(6)：245。

7. 仙地湯 ㉛

【藥物組成】仙鶴草、生地各30～60克，花生衣、血餘炭、白朮、茯苓、阿膠、茜草、丹皮、焦三仙、麥芽、稻芽各16克，枸杞子、何首烏、白茅根、藕節各15克，丹參、炙甘草各9克。

【加減變化】出血嚴重加棕櫚炭、白芨各10克；口乾、盜汗加地骨皮、天花粉各20克；四肢不溫加仙茅9克。

【功效】健脾補腎，收澀止血。

【適應病症】慢性原發性血小板減少性紫癜。

【用藥方法】1日1劑，水煎分2次服，3個月為1療程。

【臨床療效】治療30例，其中顯效16例，占53.3%；有效8例，占26.7%；進步1例，占3.3%；無效5例，占16.7%。總有效率83.3%。

【經驗體會】中藥治療血小板減少的效果，來自有些中藥能促進血小板生成和延長血小板存活期兩個方面。本方中仙鶴草，味苦，澀，平，歸肺、肝、脾經，具有收斂止血功效，現代藥理研究認為仙鶴草有增加凝血酶原、加速凝血時間、增加血小板的作用；生地味甘、微苦、寒，歸心、肝、腎經，具有涼血止血、養陰清熱之功。現代藥理研究認為生地有皮質激素樣免疫作用，可以抑制動物免疫抗體形成，從而延長血小板存活期，提高體內血小板水準，故本方重用仙鶴草、生地為主藥。慢性原發性血小板減少性紫癜多因臟腑氣血虧虛，而脾腎兩虛又是導致氣虛血少、生血障礙的根本。故治宜健脾益腎兼以補血、涼血、止血。方中茯苓、白朮、炙甘草、焦三仙、麥稻芽健脾益氣；枸杞子、何首烏補益腎氣；花生衣、阿膠、丹參補血；白茅根、藕節炭、血餘炭、茜草、丹皮涼血、止血。

㉛ 葉明，〈重用仙鶴草生地治療慢性原發性血小板減少性紫癜30例療效觀察〉，《江西中醫藥》，1992，(3)：19。

8.參芪三黃湯 ㉜

【藥物組成】黨參、白朮、土大黃、黃芩各10克，黃芪20克，黃連、沒藥、乳香各3克，白蒺藜60克。

【加減變化】出血甚多加仙鶴草10克；陰虛內熱加生地10克；發熱、口渴、自汗加生石膏30克；腰酸耳鳴加山萸肉6克；心悸、頭暈加遠志6克；自汗畏寒加補骨脂10克；尺脈弱加菟絲子10克；肝脾腫大加鱉甲、牡蠣各15克。

【功效】益氣健脾，活血止血。

【適應病症】原發性血小板減少性紫癜。

【用藥方法】1日1劑，水煎分2次服。

【臨床療效】治療24例，其中治癒8例，占33.3%；良效12例，占50%；無效4例，占16.7%。總有效率83.3%。

【經驗體會】《靈樞‧決氣篇》曰：「中焦受氣取汁，變化而赤是謂血」。說明中氣乃生血之重要因素。血小板作為血液的有形成分，當然與中氣（脾胃）的盛衰息息相關。參芪三黃湯中選用黨參、白朮、黃芪、甘草等補氣培脾之品正是為此而設。又氣虛可以發熱、血虛可以發熱、血鬱也可以化火發熱。因此ITP患者每多熱升火旺，或乏力自汗而發熱，或心悸頭眩而煩熱，或舌黃便結而高熱。唐容川說：「心為君火，化生血液、是血即火之魄、火即血之魂，火升故血升，火降即血降也。知血生於火，火主於心，是知瀉心即是瀉火，瀉火即是止血」。筆者尊此旨，在組方中加入土大黃、黃芩、黃連，寓「瀉心、瀉火、止血」之意。方用白蒺藜除風，以制風藉火勢、風火相煽，製乳香沒藥化瘀，以制瘀火之源。總觀全方，補氣能生血、活血可化瘀、瀉火則血止，由是，使新血生、瘀血去、出血止，故而獲效。

㉜ 彭翔，〈參芪三黃湯治療原發性血小板減少性紫癜24例〉，《白求恩醫科大學學報》，1989，(5)：538。

9.牛西注射液 ㉝

【藥物組成】羊蹄根500克，茜草250克，鹿茸草250克，甘草250克。

【功效】收澀止血。

【適應病症】原發性血小板減少性紫癜。

【用藥方法】以上藥物洗淨，涼乾，製成粗粉。水浸52小時，過濾2次，合併濾液濃縮至1000毫升。加入95%的乙醇1750毫升，攪拌，靜置24小時以上，過濾回收乙醇，並濃縮至1000毫升。用氨水調節pH至8～8.5，低溫0～5℃下靜置18小時，過濾。在水浴上加熱至無氨味，取上清澄明液即成。包裝成牛西注射液500支2毫升。應用時採用肌注，1次4毫升，每日2次，15天為1療程，療程間間隔7天。一般不超過3個療程。

【臨床療效】治療61例，其中治癒13例，占21.3%；顯效17例，占27.9%；好轉25例，占41%；無效6例，占9.8%。總有效率90.2%。

【經驗體會】中醫學理論認為，是由於腎陰不足所致，又無明顯的腎陽亢進。治療本病的關鍵是先使其臨床症狀完全或部分緩解，再行清熱涼血，扶陰固本之法。應用「牛西」注射液，方中羊蹄根、茜草、鹿茸草有清熱解毒，止血散瘀的作用；甘草可補中益氣，緩和藥性，是一種中藥免疫抑制劑，可減少脾臟對血小板的破壞。現代臨床藥理學報導，上述4味藥均具有增加血小板數量，改善毛細血管脆性，縮短出凝血時間，故有止血作用。

㉝　王加元，〈牛西注射液治療61例原發性血小板減少性紫癜〉，《遼寧中醫雜誌》，1992，(2)：28。

第五章　過敏性紫癜

　　過敏性紫癜，又稱出血性毛細血管中毒症，是一種以毛細血管炎為主要病理改變的過敏性疾患。其發病機理主要是機體對某些致敏物質發生變態反應，引起毛細血管通透性和脆性增高，導致出血。本病任何年齡皆可發生，但以兒童和青年患者為多，男女發病無大區別。多數患者病前有發熱、咽喉疼痛等上呼吸道感染，或有食魚蝦發物及服藥過敏等病史。其臨床表現皮膚針尖到黃豆大小的鮮紅色瘀點或瘀斑，壓之不褪色，1星期左右轉為黃褐色，紫癜可融合，可有水泡和潰瘍。好發於四肢伸側，尤多見於小腿部，嚴重者可泛發到臀部和軀幹。自覺微搔癢，1～2個月才能全部消退，但易復發。臨床可分為單純型紫癜、關節型紫癜、胃腸型紫癜、腎型紫癜4種。單純型紫癜，又稱「皮膚型紫癜」，僅有米粒到黃豆大小的瘀點和瘀斑，以下肢為多，也可全身泛發，以兒童為多，一般無嚴重全身症狀，僅有乏力、低熱、反覆發作數月或數日，預後較好；關節型紫癜，伴有紅斑、風團、血皰、壞死、潰瘍，疼痛明顯，並有膝、踝、肘、腕等多數關節的紅腫疼痛，全身有發熱、咽喉疼痛、頭痛等症狀，多發於男性青年，可持續數年；胃腸型紫癜，除皮疹外，伴有噁心嘔吐、腹痛腹瀉，甚至便血等，重者可發生腸套疊，甚至腸出血引起腸穿孔，多發於兒童和老年人；腎病型紫癜，皮損較重，伴有明顯血尿，肉眼可見，蛋白尿、管型尿也常見，腎功能不全時有發生，以小兒患者為多，數月、數年可緩解，若進行性腎功能衰竭，則預後不良。本病相當於中醫的「紫癜風」、「肌衄」、「發斑」等證。本病因涉及臟腑不同，臨床上有多種不同證候，初期屬實者多，治療以清熱解毒涼血為主；病程遷延，長期反覆發作者，多屬虛證，治當益氣，滋陰清熱為主。

一、辨證分型

㈠風熱傷營

1. 消斑湯 ❶

【藥物組成】生地15克，赤白芍各10克，紫草10克，連翹10克，地丁15克，銀花15克，黃芩10克，仙鶴草10克，槐花15克，丹皮10克，白茅根30克，甘草10克。

【加減變化】熱重、斑色紫赤者加水牛角6～10克先煎；腹痛甚者加元胡15克；關節痛加靈仙10克，忍冬藤15克。

【功效】清熱解毒，疏風止血。

【適應病症】過敏性紫癜，風熱傷營，迫血妄行而見皮膚紫癜，發熱，舌紅苔薄黃者。

【用藥方法】1日1劑，水煎分2次服。

【臨床療效】治療32例，其中痊癒24例，好轉6例，無效2例。

【經驗體會】過敏性紫癜屬於中醫「肌衄」、「發斑」的範疇，多由外邪入侵，釀成熱毒，迫血妄行，血不循徑，溢滲脈外，見於肌膚，以實、熱、瘀證多見。方中重用生地以清熱涼血；赤白芍和營瀉肝熱，赤芍又有涼血散瘀之功；丹皮瀉血中伏火，涼血散瘀；紫草、連翹、地丁、黃芩、甘草清熱涼血解毒；白茅根、仙鶴草清熱滋陰止血。諸藥配合共奏清熱解毒、涼血止血之功，故效果滿意。

2. 青紫湯 ❷

【藥物組成】青黛3克，紫草9克，乳香6克，丹參9克，白茅根30克，丹皮12克，生地12克，威靈仙9克，木香3克，焦山楂9克。

---

❶ 楊廣連，〈自擬消斑湯治療過敏性紫癜〉，《河南中醫》，1986，(4)：15。

❷ 尹丹等，〈中藥治療小兒過敏性紫癜200例〉，《中國醫藥學報》，1990，(6)：39。

【加減變化】關節腫痛加絲瓜絡、牛膝、紅花；腹痛加枳殼、玄胡、赤芍、甘草；腎炎加大小薊、生苡仁、鳳尾草、倒叩草。

【功效】清熱疏風，涼血活血。

【適應病症】過敏性紫癜，風熱傷營，血溢脈外，瘀滯不去者。

【用藥方法】1日1劑，水煎分2次服。

【臨床療效】治療200例，服藥時間最短4天，最長為67天，平均療程13天。其中痊癒者169例，占84.5%；顯效22例，占11%；有效6例，占3%；無效3例，占1.5%。

【經驗體會】小兒過敏性紫癜在中醫屬「血證」、「發斑」範疇，從臨床上看，此病常發於特異體質之人，多有外感為先驅，大都起病急驟，屬實熱陽斑。究其病機，熱為主因。小兒腠理疏鬆，衛表不固，不耐六淫邪侵，且「六氣之邪，皆從火化」。熱邪搏於內，絡傷血溢，血不循經，滲於脈外，留於肌膚而成紫癜，此離經之血既阻礙新血之化生，又阻滯經脈之流暢，必然發生瘀血。若瘀滯於關節之間，氣血運行不暢，則發生關節腫脹疼痛；若瘀血、積熱阻於胃腸，陰絡受傷，中焦氣機不利，脾胃升降失司，則發生嘔吐、腹痛、便血；若熱邪損傷下焦之脈絡，則見尿色發赤。故在臨床治療中只清熱涼血還不夠，還必須活血化瘀，這是一大原則。若病久不癒，反覆遷延，其病變多為內臟虛損，尤與脾腎關係最密切，脾氣虛，統攝無權則血溢外漏，腎精虧、陰火旺亦擾血妄行，故治療應在清熱涼血、活血化瘀之基礎上調補脾腎。

3.（邵氏）消癜湯 ❸

【藥物組成】水牛角30克，茜草、生地、丹參各15克，丹皮、地龍各10克，蟬蛻12克，防風8克，焦大黃6克。

【加減變化】熱盛者加黃連、梔子、紫草各10克；腹痛、便血者加白芍30克，甘草、延胡索各10克，地榆15克；關節腫痛加秦艽、防己、

---

❸ 邵金階等，〈消癜湯治療過敏性紫癜50例〉，《新中醫》，1996，(5)：26。

威靈仙各10克，苡仁、銀花藤各20克；血尿、水腫者加白茅根、益母草30克，仙鶴草、澤瀉各15克；病延日久，邪熱傷陰，陰虛火旺者合用知柏地黃湯；氣血兩虛者加黃芪20克，當歸、紅棗各10克。

【功效】活血祛風，解毒消斑。

【適應病症】過敏性紫癜，風熱傷營型。

【用藥方法】每日1劑，水煎煮2次，取藥液300～400毫升，分2～3次服，7日為1療程，一般服1～3個療程，並囑患者對已知的過敏因素要儘量避免。

【臨床療效】治療50例，其中治癒（紫癜，腹痛及鏡下血尿消失，關節腫痛消退，大便潛血陰性，經隨訪1～3年不復發者）39例；有效（紫癜、腹痛、關節腫痛等臨床症狀消失，實驗室檢查恢復正常，但1年內有復發者）5例；好轉（紫癜減少，腹痛、關節腫痛好轉，血尿好轉，大便潛血陰性）4例；無效2例（1例併發腸套疊轉外科手術治療，1例急性腎衰轉西醫治療）。

【經驗體會】過敏性紫癜的病因、病機、臨床表現，誠如《醫宗金鑑》所述「……感受癘疫之氣，鬱於皮膚，凝結而成。青紫斑點，色狀為葡萄，發於遍身，惟腿脛居多」。現代醫學認為本病常因感染、藥物、食物等各種因素對人體起致敏原作用，激起自身免疫反應。病毒、細菌導致的上呼吸道感染，相當於中醫所說的風邪（風毒）侵犯肌表，損傷絡脈，血從肌腠而外溢；而食物或藥物過敏，相當於中醫所言的風挾濕熱毒邪侵犯腸胃，胃熱薰蒸，累及肌腠血脈，血外溢。本病既不同於溫病熱入營血的發斑，也不同於內傷發斑（血小板減少性紫癜）。中醫學認為，因人體衛外機能不足，風毒或挾濕熱毒邪外侵肌表，內犯腸胃，流注關節，損傷下焦，入於脈絡，遂使血不循經，溢於膚下而發紫斑。故治療應祛風清熱，涼血解毒。消癜湯方中蟬蛻、防風疏風解毒。清代醫家楊栗山稱蟬蛻為「輕清靈透，為治血病聖藥」，有祛風勝濕，滌熱解毒

之功。防風祛風勝濕，本品還有治療腸風便血的特殊作用。藥理研究證明蟬蛻、防風具有較好的抗過敏功效。水牛角涼血解毒，清營化斑；生地養陰清熱，涼血止血；丹皮、茜草、丹參、大黃活血化瘀，清熱消斑。現代研究證實活血化瘀藥能提高機體的免疫機能，增強機體抵抗力，具有增強毛細血管的張力和降低毛細血管的通透性的作用，減低毛細血管脆性，加速皮疹紫癜的吸收。地龍鹹寒，清熱通絡，近代報導有抗組織胺作用，以降低血管的滲透性。臨床實踐證明消癜湯治療此病，不但能迅速消除症狀，而且能縮短病程，減少復發。

㈡血熱妄行

1.涼血解毒湯 ❹

【藥物組成】連翹、紫草、炒槐花、徐長卿、生地、甘草、大棗。

【加減變化】胃腸型嘔吐者加半夏、竹茹；腹痛者加白芍；便血者加炒地榆；關節痛者加薏苡仁、防風；腎炎者加白茯苓、黃芪、山藥；白血球多者加蒲公英；紅血球多者加白茅根。

【功效】清熱涼血解毒。

【適應病症】過敏性紫癜單純型，屬熱迫血行者。

【用藥方法】1日1劑，水煎分2次服。

【臨床療效】治療140例，其中治癒134例，好轉3例，無效3例。總有效率97.8%。

【經驗體會】過敏性紫癜，從其發病經過及辨證分析，屬中醫「血證」範疇。究其病機，乃時毒熾盛，傷及血絡，溢於肌膚而發為肌衄，侵及下焦而發為便血、尿血，傷及筋脈則骨節腫脹疼痛。雖稟賦不同，症狀各異，但發病機制是一致的。治宜標本兼顧，以涼血解毒為主。方內連翹清熱解毒，消腫散結，透發斑疹，為瘡家要藥，並有利尿通淋之

❹ 鄭祥光，〈辨證治療過敏性紫癜140例〉，《陝西中醫》，1988，(3)：105。

功，據實驗研究報導，該藥能增強毛細血管的緻密性，對毛細血管破裂出血、皮下出血有防治作用；紫草為涼血解毒，透發斑疹的要藥，具有解熱、強心、止血等作用；槐花有涼血止血，清熱利濕等功效，有降低毛細血管通透性的作用，對腸出血、血尿等療效較好；徐長卿有解毒消腫，利濕通絡，祛風利水等功效，治療風疹搔癢、濕疹、過敏性皮膚炎有較好效果；生地擅長涼血止血；大棗補脾和營；甘草清熱解毒、調和諸藥。諸藥配伍，共奏涼血解毒之功。臨床證實本方具有平和無毒，起效快，療程短，不易復發等優點，特別是對腎炎型的紫癜效果比較滿意。

2. 五根湯 ❺

【藥物組成】白茅根30克，天花粉15克，板藍根9克，紫草根9克，茜草根6克，生地15克，玄參9克，石斛15克，生槐花15克，丹皮9克，地榆6克。

【加減變化】長期低熱者加地骨皮15克；白薇15克；腹部隱痛者加白芍12克；烏梅炭9克；尿血者加小薊炭12克；阿膠9克。

【功效】清熱養陰，涼血止血。

【適應病症】過敏性紫癜，熱盛陰傷，紫斑時隱時現，午後低熱者。

【用藥方法】1日1劑，水煎分2次服。

【臨床療效】治療30例，其中治癒26例，無效4例，治癒率86.7%。治癒時間3～12天，平均7.93天。

【經驗體會】過敏性紫癜的治療，應儘量除去過敏因素，皮膚型可用抗組織胺藥，本組應用中藥治療取得了和抗組織胺藥相似的效果，但沒有抗組織胺藥的副作用且治療時間明顯縮短，方中的茅根、板藍根、天花粉、生槐花、地榆清熱解毒涼血，其中地榆酸苦微寒、性沈寒入下焦，既能清降又能苦澀，但清而不瀉、澀而不滯，為涼血止血要藥，特別是下肢的紫斑，經常加減使用；茜草根、紫草根、丹皮涼血活血、化

---

❺ 呂自翠等，〈五根湯治療過敏性紫癜30例〉，《山東中醫雜誌》，1994, (5): 203。

瘀清斑，紫草根涼血而不滯、活血而不散，又能補中益氣，對於紫癜類病虛證實證均能應用；用生地、玄參、石斛養陰清熱涼血，既助正氣，又達涼血止血之功，所以經臨床觀察療效滿意。

3. 涼血五根湯 ❻

【藥物組成】白茅根30克，瓜蔞根15克，板藍根10克，茜草根10克，紫草根10克，生槐花15克，丹皮10克，地榆10克。

【功效】清熱解毒，涼血消斑。

【適應病症】過敏性紫癜，熱盛動血型。

【用藥方法】水煎服，日1劑，分2次服。同時根據臨床隨症加減。

【臨床療效】治療55例，其中痊癒（服藥3～15劑，皮損消退，隨訪2年未復發者）48例；有效（服藥3～18劑，皮損消退或基本消退，隔年又復發者）5例；無效（服藥3～9劑，無明顯皮損消退，或繼有新皮疹出現）2例。總有效率96.4%，其中痊癒率87.3%。

【經驗體會】過敏性紫癜，屬中醫「血風瘡」範疇，多因血熱壅盛兼感風熱邪毒，風熱與血熱相搏，壅盛聚毒，迫血妄行，以致血溢絡外，瘀滯發為斑疹。本病發病急驟，皮損稍高色紫紅，有時略感搔癢，符合中醫風熱、血熱的特點。另熱盛日久傷陰，故治療時不宜單純清熱涼血疏風，而應兼顧傷陰，加些養陰清熱之品。涼血五根湯中，白茅根、板藍根、瓜蔞根、生槐花、地榆清熱解毒而涼血；茜草根、紫草根、丹皮涼血活血，化瘀消斑。全方清熱解毒而不泄，涼血消斑而不滯，不失為治療過敏性紫癜之良方。

4. （譚氏）消癜湯 ❼

【藥物組成】生地黃15克，丹皮15克，金銀花15克，連翹20克，茜

---

❻　王海英，〈涼血五根湯治療過敏性紫癜的臨床觀察〉，《內蒙古中醫藥》，1996，(4)：6。

❼　譚秀蘭等，〈消癜湯治療過敏性紫癜32例〉，《山東中醫雜誌》，1996，(6)：260。

草15克，紫草15克，赤芍15克，血餘炭15克，茅根15克，白蒺藜15克，蟬蛻15克。

【加減變化】搔癢加防風、地膚子；鼻出血加藕節炭、梔子；腹痛加白芍、醋延胡索；關節腫痛加川萆薢、威靈仙、秦艽；腎虛血熱加益母草、大小薊、旱蓮草。

【功效】清熱解毒，祛風止癢。

【適應病症】過敏性紫癜，熱盛動血者。

【用藥方法】水煎每日1劑，分早晚2次溫服，劑量可隨不同年齡適當加減。

【臨床療效】治療32例，其中痊癒（臨床症狀和體徵完全消失，有關檢查正常，觀察30天以上無復發）29例；顯效（臨床症狀及體徵消失，腎功能正常，尿常規蛋白(＋－)，或紅血球4個／HP左右）1例；好轉（臨床症狀及體徵基本消失，腎功能正常，尿常規蛋白(＋～＋＋)，或紅血球(＋)) 1例；無效（經治30天，諸症均無好轉）1例。總有效率96.9%。服藥時間最短者6天，最長者30天，平均17.5天。

【經驗體會】過敏性紫癜是以毛細血管炎為主要病變的變態反應性疾病，屬中醫「血證」範疇，其病因可分感染、藥物、食物3類。根據筆者臨床觀察，該病屬血分熱毒兼夾風邪最為多見，屬虛屬寒者少見，故以清熱解毒，佐以祛風止癢為基本治療大法。方中生地黃、丹皮、茅根清熱涼血；茜草、紫草、血餘炭涼血止血化瘀；蟬蛻祛風止癢；白蒺藜祛風行氣活血；金銀花、連翹清熱解毒；赤芍既清熱涼血，又具活血祛瘀作用；尤妙在連翹1味，既能清熱解毒，又含有豐富的維生素P，據藥理實驗證實，能增強毛細血管的緻密性，故用於治療該病最相宜。

5.二薊飲 ❽

【藥物組成】鮮小薊300克，鮮大薊200克，生地10克，赤芍10克，

---

❽ 任曉黎，〈二薊飲治療過敏性紫癜42例小結〉，《國醫論壇》，1997，(5)：35。

丹皮10克，當歸10克，茜草10克，紫草10克，仙鶴草10克，連翹10克，黑山梔衣10克，三七粉（沖）6克。

【加減變化】關節痛加牛膝、雞血藤、伸筋草各10克；腹痛加木香、白芍、元胡各10克；合併紫癜性腎炎加黃芪、白茅根、車前草各15克，同時口服雷公藤多甙片。

【功效】清熱涼血，活血止血。

【適應病症】過敏性紫癜，熱盛動血者。

【用藥方法】先將乾藥浸泡後文火煎20分鐘，然後納入鮮二薊（洗淨、切碎），文火煎10分鐘，留取藥液分2～3次溫服，三七粉分2次沖服，每日1劑，7天為1療程。臨床症狀消失後，一般應繼續服用2～3個療程。

【臨床療效】治療42例，其中顯效28例，有效12例，無效2例，總有效率95.2%。療程最短5天，最長21天。

【經驗體會】現代醫學認為，過敏性紫癜由於免疫複合物損害小血管，免疫功能下降引起的變態反應性疾病。臨床常採用糖皮質激素治療，多數有效，但易於復發，且副作用較大。中醫認為本病屬「發斑」與「血證」範疇，多為外感風熱或熱毒內伏，氣血相搏，熱傷脈絡，血不循經，溢於脈外，滲於肌膚而成。因其病機關鍵在於「熱」、「瘀」，故治療宜清熱涼血，活血止血。方中的大、小薊涼血止血功效卓著，且鮮品功效優於乾品，故清熱解毒，涼血止血效果顯著；配合生地、連翹、山梔以清熱解毒；赤芍、丹皮、茜草、紫草、仙鶴草以涼血、活血、止血，且止血而無留瘀之弊。經臨床觀察表明，本方治療過敏性紫癜，療程短，不易復發，無副作用。

6. 涼血退斑湯 ❾

【藥物組成】荊芥、防風各12克，生槐花、生地、白茅根各20克，丹皮、紫草、丹參、赤芍、銀花、連翹各10克，牛膝、乳香、沒藥、蟬

❾ 陳小春，〈涼血退斑湯治療過敏性紫癜246例〉，《四川中醫》，1998，(1)：44。

蛻、甘草各6克，地榆、當歸、側柏葉各15克。

【加減變化】風熱型加蟬蛻6克，玄參10克，白芍10克；濕熱型加黃柏、苦參、滑石、威靈仙各10克，薏苡仁15克，澤瀉6克；血滯型加桂枝、茯苓各10克；陰虛型加黃柏、知母各10克。

【功效】疏風理氣、涼血止血，兼以清熱止痛、活血化瘀。

【適應病症】過敏性紫癜，血熱妄行者。

【用藥方法】每日1劑，水煎2次。10劑為1療程。

【臨床療效】治療246例，經2～3個療程治療後，其中治癒（症狀消失）218例；有效（症狀減輕）22例；無效（症狀無改變）6例。總有效率97.56%。風熱型178例，全部治癒；濕熱型48例，36例治癒，12例有效；血滯型10例，4例治癒，6例有效；陰虛型10例，4例有效，6例無效。

【經驗體會】過敏性紫癜，由於病情遷延不癒，治療較為棘手。中醫認為，本病屬「葡萄疫」、「血風瘡」範疇。係因血熱壅盛，迫血妄行，溢於脈絡，瘀血凝滯。治療關鍵在於疏風理氣、涼血止血，兼以清熱止痛、活血化瘀。涼血退斑湯正是據此而立。方中生槐花、茅根、地榆涼血止血；生地、丹皮、當歸、丹參、牛膝清熱涼血、活血化瘀；紫草、赤芍、蟬蛻、銀花、連翹解毒透疹；荊芥、防風理血止血、疏風理氣；側柏葉涼血止血；乳香、沒藥活血止痛、行瘀散血。諸藥配合應用，既能清熱涼血、活血散風，又能理氣止痛、活血化瘀。甘草緩急止痛，調合諸藥。本方集為多涼血止血、理氣止痛、活血化瘀藥於一方，是為標本同治之法。

7.三草湯 ❿

【藥物組成】紫草、茜草、旱蓮草各20克，甘草5克。

【加減變化】熱象明顯者加山梔10克，銀花、生地各20克；伴血尿者加小薊15克，生蒲黃（包）10克，白茅根30克；腹痛者加白芍15克，

---

❿ 潘家旺，〈三草湯治療過敏性紫癜50例〉，《四川中醫》，1998，(3)：31。

木香6克；便血者加地榆、槐花各10克；關節痛者加秦艽、威靈仙、桑枝各10克；若虛象明顯者加補益藥。

【功效】涼血止血化斑。

【適應病症】過敏性紫癜，熱迫血行者。

【用藥方法】水煎服，每日1劑，10天為1療程。

【臨床療效】治療50例，其中痊癒（紫癜消退，症狀消失，隨訪3個月無復發）45例；有效（紫癜基本消失，症狀明顯好轉，但仍有輕度復發，伴腎損害者尚有少量蛋白尿）5例。總有效率100%。

【經驗體會】過敏性紫癜係機體對某些過敏物質發生變態反應引起毛細血管通透性和脆性增高所致。屬中醫「血證」範疇，以肌衄、尿血、便血為多見。臨床所見多為熱迫血行之實熱證，故治療多宗清熱涼血之法，然常用大寒之品易見寒凝生瘀之弊，況離經之血已成瘀，故療效常不滿意。筆者所擬三草湯中，紫草、茜草雖為苦寒之品，但既能清熱涼血，又能活血化斑；配之旱蓮草涼血止血，又能養血益陰；甘草調和諸藥，共奏涼血止血化斑之功。止血而不留瘀，祛邪卻不傷正，藥簡力專，隨症加減，每獲良效。

(三)瘀血內阻

1.白藥琥珀散 ⓫

【藥物組成】雲南白藥8克，琥珀粉50克，阿膠6克。

【加減變化】血尿加女貞子、旱蓮草；關節腫痛加秦艽、威靈仙；嘔血便血加大黃炭、地榆炭。

【功效】活血化瘀，舒通經脈。

【適應病症】過敏性紫癜性腎炎，腎功能正常或腎功能輕度損傷，肉眼或鏡下血尿、蛋白尿者。

⓫　李占良，〈白藥琥珀散治療過敏性紫癜性腎炎〉，《山西中醫》，1989，(4)：20。

【用藥方法】前2味調勻，貯瓶備用。每次取粉劑3～6克合阿膠6克，溫開水送服，每日2次，早晚分服。

【臨床療效】治療10例，全部治癒。療程最短3天，最長15天，平均8天。

【經驗體會】本病屬中醫之「斑疹」、「尿血」範疇，探其原因以絡傷留瘀者居多。筆者用雲南白藥活血化瘀止血；配以琥珀增強其化瘀止血之功，且能引藥下行，因琥珀有「消磨滲利之性」，故用阿膠滋陰補血，以制約其消磨之性。諸藥合用，使瘀血化，新血寧，經脈舒通，血歸於經，則出血自止。

2. 紫斑方 ⓬

【藥物組成】當歸、川芎、白芍、生地、茜草、白茅根、丹參、地膚子、丹皮、蒼朮、甘草。

【加減變化】腹痛者加郁金、川楝子；出血者加藕節、仙鶴草；關節腫痛者加秦艽、地龍；偏於陰虛者加女貞子、旱蓮草；偏於陽虛者加黃芪、黨參。

【功效】活血化瘀，止血消斑。

【適應病症】過敏性紫癜，瘀血內阻，血不歸經，經久不癒者。

【用藥方法】1日1劑，水煎分2次服。

【臨床療效】治療40例中，其中顯效32例，占80%；有效6例，占15%；無效2例，占5%。總有效率95%。

【經驗體會】紫斑是以血溢出肌膚之間、皮膚呈現青紫斑點或斑塊為臨床特徵，其病因大多分三個方面：一是熱盛迫血，二是陰虛火旺，三是氣虛不攝。但從長期臨床觀察熱盛迫血則是引起紫斑病的最主要原因，尤其是紫斑病的初期，均屬熱盛迫血所致。正如《丹溪手鏡·發斑》所說：「發斑，熱熾也」。因此，自擬清熱、涼血、解毒為主治療。對於

⓬ 楊占林，〈中醫治療過敏性紫癜40例臨床觀察〉，《中醫藥學報》，1989, (5): 29。

病程較長出現陰虛火旺，氣虛不攝兼證者，亦可按此方化裁，靈活掌握，均可收到滿意效果。

3. 抗敏湯 ❸

【藥物組成】丹參、茜草、紫草、雞血藤各30克，大棗6枚。

【加減變化】單純皮膚型加荊芥、金銀花、防風、蟬衣；皮膚關節型加防己、威靈仙、秦艽、忍冬藤；腹型加生白芍、生甘草、山楂炭、大黃炭；腎型加旱蓮草、車前子、白茅根；紫癜腎炎血尿嚴重者加小薊、蒲黃、仙鶴草；紫癜腎病加坤草、澤蘭、澤瀉、山藥、生山楂；蛋白尿嚴重者加黨參、黃芪；癢甚者加蟬衣、白鮮皮、地膚子；便血者加雲南白藥、地榆、白芨、三七粉；便秘者加川軍及川軍炭；便溏者加白朮、炮薑、山藥、薏米；心煩易躁舌紅絳者加生地、麥冬、梔子、元參；咽痛者加牛膝、連翹、山豆根；咳喘者加杏仁、桔梗、黃芩；氣血兩虛者加當歸、黨參、黃芪；月經多者加生龍骨、牡蠣、阿膠。

【功效】活血通絡，寧血止血。

【適應病症】過敏性紫癜，瘀血阻絡、經久不解，氣血兩傷者。

【用藥方法】1日1劑，水煎分2次服。小兒減量。

【臨床療效】治療38例，其中顯效（服藥1～3劑，紫癜及合併症消失）24例，占63%；好轉（服藥4～6劑，紫癜減少，合併症減輕）12例，占32%；無效（服藥6劑，諸症改變不明顯）2例，占5%。

【經驗體會】過敏性紫癜屬中醫的「血證」、「發斑」範圍，以實、熱、瘀證為多見，其病因病機多因風濕熱毒入侵肌膚或臟腑，熱盛迫血，造成血氣逆亂，血不循經，外溢脈道。在治療上，筆者認為若以衛氣營血辨證論治，則邪在肺衛，治以活血化瘀，宣肺解表；邪熱入營，絡脈損傷，治以清營解毒，活血化痰；邪入營血，營血耗傷，腎陰虧損，治

---

❸ 李炳緒，〈抗敏湯治療過敏性紫癜38例〉，《實用中西醫結合雜誌》，1994，(6)：334。

以清營涼血，益腎滋陰。若以臟腑辨證論治，皮膚型，宜活血化瘀，清肺透邪，從肺論治；腹型，宜活血化瘀，通腑瀉熱，從脾胃論治；腎型，宜活血化瘀，益腎護陰，從腎論治；混合型，應辨證論治，靈活加減，均能收到滿意的效果。方中茜草苦寒，有涼血止血祛瘀之功，對各種出血或瘀滯之證均有效。現代藥理研究表明，茜草對多種細菌有抑制作用，並能縮短出凝血時間，並有止咳化痰之功；紫草能活血涼血，解毒透疹，能解血分熱毒，藥理研究表明，紫草有抗病原微生物、消炎，解熱作用，其水煎液能增強小腸的緊張性或使其收縮，因其性寒，能清解消化道之熱毒，具有利大腸之功，對腹型用之更佳；丹參能活血去瘀，涼血消腫，並能養血安神。現代藥理研究證實，丹參有調節血液系統的作用，並具有抑菌、抗炎等作用。因此選用丹參治療，不論何種原因引起的皮膚和粘膜瘀點或瘀斑應為首選藥物。雞血藤行血補血，舒筋活絡，無論血瘀、血虛或血虛兼有瘀滯之證者，皆可適用；大棗具有補脾益胃之功，能加強脾的統血功能以防血液外溢。本方配伍特點有二：一是清中有補，具有寒性的茜草、紫草、丹參能清熱解毒，具有甘溫的雞血藤、大棗能補血健脾益氣，使其祛邪而不傷正，扶正以助祛邪。二是通中寓止，丹參、茜草、紫草皆能活血祛瘀通血脈，使離經之血消散，而茜草又有止血之效；雞血藤、大棗益氣健脾、舒筋活絡使脾之健運，血脈通暢，在經之血既不得瘀滯又不能外溢。諸藥配合，起到能清能補，能通能止之作用。

4.化斑湯 ⑭

【藥物組成】丹參15克，生地黃15克，茜草30克，紫草10克，丹皮10克，連翹15克，雞血藤20克，生甘草10克，大棗5枚。

【加減變化】為血熱型：紫癜密集，色鮮紅，腹痛便血，舌紅苔黃，加赤芍、地榆炭15克，大青葉20克；為濕熱型：紫癜色暗或起泡，關節

---

⑭ 劉鳳蓮，〈化斑湯加減治療過敏性紫癜96例〉，《山東中醫雜誌》，1997，(12)：547。

腫痛，血尿，舌質紅，苔黃膩，加蒼朮15克，牛膝10克，薏苡仁15克，白茅根、小薊各30克；為風熱型：紫癜鮮紅，皮膚搔癢，或有表證，加防風12克，牛蒡子10克，白鮮皮15克，蟬蛻10克，去丹皮；為陰虛型：紫癜反覆發作，低熱盜汗，舌質紅少苔，脈細數，加知母15克，黃柏10克，旱蓮草15克；為氣虛型：紫癜反覆發作，色淡，面色萎黃，加黃芪、黨參各15克，阿膠10克；腹痛便血重、不能進食者，給予補液及氟美松治療。

【功效】活血化瘀。

【適應病症】過敏性紫癜，屬瘀血阻絡型。

【用藥方法】日1劑，水煎300毫升，早晚2次分服。小兒酌減。

【臨床療效】治療96例，其中治癒（皮膚紫癜及關節、胃腸症狀消失，1週內連續尿常規檢查2次均為陰性）68例，占70.8%；好轉（紫癜大部消退，伴隨症狀明顯減輕或消失，尿常規檢查輕度異常）25例，占26.1%；無效（經中藥治療1個月，症狀反覆出現，尿常規無改善）3例，占3.1%。總有效率96.9%。治癒時間最短6天，最長28天，平均19.8天。

【經驗體會】過敏性紫癜屬於祖國醫學的「血證」範疇。多因素體陽盛，或氣虛不固，感受外邪，浸淫腠理，入裏化熱，血熱搏結，絡脈受損，血溢於脈外，發為斑疹。若日久不癒，耗氣傷陽，則氣不攝血，或致陰血虧耗，或致陰虛火旺。由於斑疹暗紅或紫紅，壓之不退色，為離經之血瘀於肌膚，故採用活血化瘀之法，以化斑湯為主辨證加減治療。方中丹參活血祛瘀消腫為君；生地黃、丹皮、茜草、紫草、雞血藤、連翹清熱解毒、涼血止血為臣；伍以大棗、甘草益血止血、調和諸藥。全方共奏清熱涼血化斑之效。臨床體會到本病初期治宜清熱涼血、活血化瘀，或兼以祛風，或輔以化濕，使邪祛正安；後期則要注意益氣助陽，扶正祛邪。初發病人症狀消失後，還宜鞏固治療，以防復發。

㈣肝腎陰虛

1. 茜草湯 ⑮

【藥物組成】茜草根30克，生地15克，玄參12克，阿膠10克，丹皮10克，白芍10克，黃芩10克，防風10克，甘草6克。

【加減變化】有熱者加大青葉；腹痛、便血者加地榆炭、炒枳殼、木香、白芨；尿血或尿中有紅血球、蛋白者加車前子、蒲公英、萹蓄、茅根。

【功效】養陰清熱，涼血止血。

【適應病症】過敏性紫癜，邪伏血分，陰液損傷，虛火妄動者。

【用藥方法】1日1劑，水煎分2次服。

【臨床療效】共治療60例，全部治癒。療程最短者6天，最長者21天，平均9天痊癒。

【經驗體會】過敏性紫癜屬中醫「肌衄」範疇。多由於熱邪鬱於營血，蘊蒸不瀉，陰虛血熱，迫血外溢，故可出現皮膚出血點。治宜滋陰清熱、涼血止血，兼清解肌表之邪熱。本方係在茜根散的基礎上，去側柏葉之苦寒及易致皮膚過敏之副作用，加玄參、丹皮、白芍、防風組成。方中生地、玄參、丹皮、白芍滋陰清熱；茜草涼血止血、活血化瘀；阿膠補血止血、補肝滋腎；防風、黃芩清解肌表之熱。動物實驗證明，防風能解除血管痙攣疼痛，黃芩具有輕度擴張血管作用，兩者可減輕血管反應。甘草清熱解毒、調和諸藥。此方配伍合理，對過敏性紫癜的治療甚宜。

---

⑮ 宋廷廉，〈茜草湯治療過敏性紫癜60例療效觀察〉，《山東中醫雜誌》，1986, (5)：15。

2.紫腎II號 ⑯

【藥物組成】生地、丹皮、山萸肉、女貞子、旱蓮草、阿膠、金櫻子、地膚子、大薊、小薊、仙鶴草。

【加減變化】皮膚紫癜未完全消退者，加蟬衣、白蒺藜；蛋白尿嚴重者，加黃芪、黨參。

【功效】滋陰降火，寧絡止血。

【適應病症】過敏性紫癜性腎炎，證屬陰虛火旺者。

【用藥方法】1日1劑，水煎分2次服。

【臨床療效】治療30例，其中痊癒16例，占53.3%；顯效2例，占6.7%；好轉12例，占40%。

【經驗體會】腎臟損害是過敏性紫癜中最難恢復的，它與其他腎炎的不同處，關鍵在於「風、熱、瘀」三字。急性腎炎型的早期，以血尿為主，多表現為風熱夾瘀，宜用紫腎I號方，其中蟬衣、白蒺藜疏風熱，抗過敏，祛風消斑；連翹、黃芩、甘草清熱解毒。據現代研究，連翹含大量維生素P，能增強毛細血管緻密性，具有一定止血作用；黃芩抗菌消炎，能降低毛細血管通透性，且具抗過敏作用，與甘草配伍有免疫抑制作用；丹皮、赤芍涼血化瘀；生地、大小薊涼血止血；地膚子清濕熱，利小便，亦有一定的抗過敏作用。腎虛血熱者用紫腎II號方，選地黃、山萸肉、女貞子、金櫻子補腎固精；丹皮涼血化瘀；旱蓮草、大小薊、仙鶴草、阿膠涼血止血；地膚子抗過敏，清濕熱，利小便。腎病型者，以大量蛋白尿為主，宜用紫腎III號方，取黨參、黃芪補脾益氣以攝精微；地黃、山萸肉、桑寄生、杜仲、續斷肉、仙靈脾、金櫻子補腎澀精以固封藏；當歸補血活血；澤瀉疏膀胱、利小便，且有降低膽固醇的作用。

⑯ 孔昭遐等，〈中醫辨治過敏性紫癜性腎炎74例〉，《遼寧中醫雜誌》，1996，(1)：23。

3. 龜杞湯 ⓱

【藥物組成】龜板30克，枸杞20克，仙鶴草15克，丹皮10克，丹參12克，三七粉1.5克（沖服）。

【加減變化】風熱重者加防風、白鮮皮、紫草；熱毒盛者加銀花、蒲公英。

【功效】滋陰清熱、涼血活血。

【適應病症】過敏性紫癜，肝腎陰虛型。

【用藥方法】水煎服，每日1劑。

【臨床療效】治療42例，其中臨床治癒（紫斑紫點全身症狀消失，實驗室指標恢復正常）30例；好轉（皮膚青紫斑點明顯減少，全身症狀減輕，實驗室指標有改善）11例；無效（皮膚青紫斑點、全身症狀及實驗室指標均無變化）1例。總有效率97%。

【經驗體會】過敏性紫癜屬中醫「血證」、「發斑」、「肌衄」、「皮衄」範疇。其病因病機多因毒熱之邪蘊於體內，兼感表邪致使邪熱傷血，絡脈受損，以致血液溢於脈外，留於肌膚，積於皮下。受葉天士「小兒陰常不足，陽常有餘」的啟示，在治療本病的過程中，重用了補陰藥，目的在於補陰以清血中之熱，並加用了涼血活血的藥物，使療效更強，作用更快。方中龜板、枸杞子補陰清熱以治其本；仙鶴草、丹皮清熱涼血；丹參、三七粉活血化瘀，促進紫斑的消退以治其標。諸藥合用共奏滋陰清熱、涼血活血，標本兼治之功效。據現代藥理研究，方中的某些涼血活血藥物能增強毛細血管張力，減少血管脆性，並有啟動纖溶，抑制凝血及調節機體免疫功能的作用，對改善紫癜患者的微循環，降低血管通透性，消除有害物質，防止出血有重要作用。

⓱ 劉玉梅，〈龜杞湯治療兒童過敏性紫癜42例〉，《陝西中醫》，1997，(8)：349。

二、統治驗方

1. 椒梅湯 ⑱

【藥物組成】川連6克，炒枯芩10克，淡乾薑6克，潞黨參10克，大白芍30克，川椒10克，烏梅30克，姜半夏、炒枳實各10克。

【加減變化】血熱較甚，去黨參，加炒生地、粉丹皮各10克，水牛角30克；皮疹搔癢較甚，加防風、紫草各10克；鼻衄不止或血尿者，加焦山梔10克，大小薊各15克；下痢血水，以炮乾薑易乾薑，加炒地榆30克；兼有關節症狀者，加木防己20克，川桂枝6克，西秦艽10克。

【功效】扶脾斂肝，寧絡止血。

【適應病症】腹型過敏性紫癜，亦可用於腎型、皮膚型。

【用藥方法】1日1劑，水煎分2次服。

【臨床療效】68例中，1例因併發腸套疊轉外科治療，34例經用椒梅湯1劑即停止發作，連續用藥7天後停藥，未再發作。2例多次反覆發作，每次用椒梅湯後均能控制症狀，後以丸易湯，調治3週後停藥，未再復發，1例無效。總有效率98.5%。

【經驗體會】椒梅湯出自吳鞠通《溫病條辨·下焦篇》，腸源性過敏紫癜，雖非吳氏所述之暑邪深入厥陰病症，但其突然劇烈腹痛，嘔吐，下痢血水等上下格拒證候，確屬土虛木乘、正虛邪熾之候，故椒梅湯之酸甘化陰、酸苦瀉熱、苦辛通降治法，正合病機。方中烏梅、白芍配黃連、黃芩酸苦瀉熱，收斂肝氣；人參、乾薑、半夏健脾治中，扶助脾氣；配枳實、川椒苦辛通降。實為剛柔相濟、寒熱並調、扶脾斂肝之良劑。考慮此證肝氣肆虐為甚；故更動原方劑量，加強白芍、烏梅等斂肝藥物劑量。其次，由於各患者之臨床表現不盡相同，故在運用原方的大原則

⑱ 潘煥鶴，〈椒梅湯治療腹型過敏性紫癜68例臨床觀察〉，《江蘇中醫》，1988, (3)：9。

下，根據其出現的兼證而相應加減，方證相符，故臨床效果比較顯著。

2. 瀉脾散 ⑲

【藥物組成】藿香12克，防風10克，梔子10克，石膏20克，甘草3克。

【加減變化】兼風熱者加銀花、連翹各15克；咽痛紅腫加牛蒡子12克，射干10克；皮膚搔癢加蟬衣10克；血熱甚去藿香，加丹皮、赤芍各10克，紫草6克，仙鶴草15克；陰虛去藿香、防風，加生地、知母各10克，麥冬15克；關節腫痛合四妙散；胃脘痛加丹參飲或失笑散，痛甚加乳香、沒藥；腹痛便血屬實者加調胃承氣湯；尿血者加地榆散或二至丸。

【功效】疏風清熱，瀉脾止血。

【適應病症】小兒過敏性紫癜。

【用藥方法】1日1劑，濃煎200～300毫升。視患兒大小每次50～100毫升，1日3～4次，1週為1療程。

【臨床療效】治療38例，痊癒27例，有效11例，起效時間2～10天，一般於2週內紫癜消失。

【經驗體會】過敏性紫癜中醫將其歸屬為「血證」範疇，稱謂「肌衄」或「斑疹」。本組病例所見為外受風邪，內蘊濕熱，外內合邪，化火蘊毒、伏於腸胃，搏結營血，損傷脈絡而成斑疹。「斑出於胃，疹屬肺」，蓋皮毛者肺之合也，疹出皮膚，脾胃同屬中土，主肌肉四肢，故斑出於肌膚。再因小兒乳食不節，易傷脾胃而釀生濕熱。濕熱化火，伏於脾胃，亦可犯及營血，擾動血絡。其邪毒外發於肌膚而成斑疹，內逼腸中則腹痛、便血，浸淫關節為腫為痛，傷及下焦則尿血。臨床每兼胸痞、尿赤短少，舌紅苔黃膩，脈象滑數等濕熱證。由此可見紫癜特點似斑似疹，斑疹並見，且病多反覆。本病的治療不可純用清涼，恐濕邪難祛，過用苦辛恐燥濕升陽，故選用瀉脾散方，其中主藥梔子、石膏瀉脾家實火；藿香芳香化濕鼓動脾氣，使內蘊之濕得以疏導；防風升散伏邪而不燥。

---

⑲ 黃俊玉，〈瀉脾散為主治療小兒過敏性紫癜38例〉，《四川中醫》，1993, (9): 43。

此方外以疏表化濕使邪氣外達，內瀉脾胃伏火，使濕熱兩分。配涼血化瘀，寧絡止血之品，使血熱得清，血不妄行，則紫癜得消，便血亦止。本方以瀉實為主，故對腎臟損害之初，邪實者有一定療效，但對本虛標實的病變，則非本方所宜。故對部分腎小球病變的患者，效果不夠理想，應從脾腎論治，辨證選方。

3. 殭蠶防風湯 [20]

【藥物組成】殭蠶12克，防風12克，連翹15克，地膚子12克，苦參10克，紫草12克，丹皮10克，赤芍12克。

【加減變化】舌暗或有瘀點加桃仁、紅花；關節腫痛加秦艽、牛膝；併發感冒加蟬衣、荊芥；腹痛便血加木香、地榆；血尿加白茅根、旱蓮草；便秘加大黃，使用激素者加生地、玄參。

【功效】祛風清熱利濕，涼血活血。

【適應病症】過敏性紫癜。

【用藥方法】每日1劑，水煎服。

【臨床療效】痊癒（皮膚紫癜消失，其他症狀隨之消失，半年隨訪無復發者）43例，占89.6%；有效（皮膚紫癜消失，臨床症狀基本消失，尿常規測尿蛋白在＋以下者）共3例，占6.2%；無效（病情變化不明顯或尿蛋白在＋＋以上者）共2例，占4.2%。總有效率95.8%。皮膚紫癜消失天數，最短3天，最長25天，平均5.9天。關節腫痛消失天數最短3天，最長11天，平均4.5天。血尿、蛋白尿多在25天左右消失。13例紫癜腎痊癒9例，好轉3例，無效1例。服藥天數最短5天，最長85天，平均16天。

【經驗體會】過敏性紫癜中多數患者除上述主要症狀外，舌脈及其方面均無證可辨，這就給分型論治帶來困難，因此尋求有效專方來提高療效有重要價值。本病具有驟然發病、發無定處、稍隆出皮面、伴輕度

---

[20] 賈正生，〈殭蠶防風湯治療過敏性紫癜48例療效觀察〉，《甘肅中醫學院學報》，1994，(3)：329。

搔癢、或有局部腫脹疼痛的特點，均反映出風善行而數變，濕邪襲入，下先受之，以及血熱血瘀，風濕熱相搏、迫血妄行，血溢脈絡，瘀滯凝聚而發斑的病因病機。筆者自擬方中殭蠶、防風祛風；地膚子、苦參清熱利濕；紫草、丹皮、赤芍、連翹涼血活血解毒散瘀。現代藥理研究表明，防風、苦參有抗過敏作用；紫草、丹皮、赤芍、連翹有抗炎、降低毛細血管通透性作用；防風、連翹有抗炎、解熱鎮痛作用；殭蠶、地膚子、苦參等有抗菌消炎作用。

4.四紫歸七湯 ㉑

【藥物組成】紫丹參20克，紫草10克，紫地丁15克，紫荊皮10克，當歸10克，參三七（研吞）1.5克。

【加減變化】紫癜色瘀，舌紫脈澀瘀重者加桃仁、郁金；皮膚搔癢，屬風熱重者加防風、黃柏、炒天蟲；紫癜鮮紅，舌紅脈數，便秘熱重者加生地、丹皮、生大黃；脾虛泄瀉者加炒扁豆、蓮子肉；下肢膝踝關節腫痛者加牛膝、忍冬藤合併麻疹者加蟬衣、防風。

【功效】補血和血、行血散血、清熱涼血解毒。

【適應病症】過敏性紫癜。

【用藥方法】每日1劑，水煎分2次內服，15天為1療程。

【臨床療效】12例過敏性紫癜患者經2個療程治療，其中治癒（隨訪2年未見復發）9例；好轉（發作程度明顯減輕）2例；無效1例。

【經驗體會】過敏性紫癜屬中醫「肌衄」、「內傷發斑」、「陰斑」等範疇。本組12例患者中均有反覆發作之病史，而無發熱等感染症狀。故不以溫病的「衛氣營血」及傷寒的「六經」理論進行辨證，而以臟腑氣血學說辨證為宜。本病以血虛、血熱、血瘀為三大病機關鍵。故治療當採用補血、行血、止血三大法則，血虛當補，血瘀當行，血出當止。由

㉑ 陳彪，〈四紫歸七湯治療過敏性紫癜12例〉，《浙江中醫學院學報》，1994，(4)：27。

於本病久治不癒，血出而傷陰，陰傷則陽亢，故又需養陰涼血解毒。四紫歸七湯方中紫草、紫地丁、紫荊皮三藥同用，清熱涼血解毒之力尤長；丹參、三七散血行瘀；當歸補血和血。全方具有補血和血、行血散血、清熱涼血解毒之功，故收藥到病除之效。

5. 桂枝丹參湯 ㉒

【藥物組成】桂枝6克，丹參15克，生白芍6克，炙甘草6克，生薑6克，大棗6克。

【功效】調和營衛，寧絡止血。

【適應病症】過敏性紫癜。

【用藥方法】1日1劑，水煎分2次服，至紫癜消失，自覺症狀消失後，再繼服3～5劑。以上劑量為10歲左右兒童藥量，臨證時依年齡大小增減。

【臨床療效】共治療35例（包括單純型19例，腹型10例，皮膚關節型2例，腎型4例），其中33例治癒，平均服藥3劑即顯著好轉，再予3～5劑鞏固而告癒；2例好轉。

【經驗體會】臨床上對本病以責之火熱居多，分型甚雜，治方亦詳，但無貫穿其中的基本病機之說。桂枝湯性溫散，辛溫之品似有動血之虞，桂枝湯似不可妄投。但筆者認為本病的基本病理機制是營衛不和，病位在脈絡，由脈絡疏鬆所致。營行脈中，衛行脈外，營陰內守，衛陽固密，則營衛調和，脈道流利，血循常道。若因邪擾，又加稟性不耐，以致營衛失調，營衛不和，肌腠不固，血溢肌膚而發為紫癜。故用桂枝湯調和營衛，又加丹參活血化瘀、疏調脈絡，收效良好。

㉒ 金超，〈桂枝湯加味治療過敏性紫癜35例療效觀察〉，《浙江中醫雜誌》，1994，(5)：211。

6.丹赤玉屏散 ㉓

【藥物組成】白朮、黃芪、防風、丹參、紫草、赤芍、蟬蛻。

【加減變化】單純型用基本方；腹型加陳皮、半夏，芍藥；關節型加威靈仙、薑黃、黃柏；腎型以血尿為主加大薊、小薊、白茅根、琥珀；以尿蛋白、水腫為主加益母草、山藥、澤瀉、車前子、薏苡仁；腹痛加白芍、甘草、元胡；紫癜色淡易反覆加黨參、紫河車。

【功效】益氣活血，疏風固攝。

【適應病症】過敏性紫癜各型。

【用藥方法】1日1劑，水煎分2～3次服。

【臨床療效】治療26例（單純型12例，腹型8例，關節型4例，腎型2例），其中治癒22例，占84.6%；有效4例，占15.4%。總有效率100%。

【經驗體會】筆者認為本病的病機是風擾衛虛，營分鬱熱，血不循經，溢於脈外。辨治應以祛風固表，清熱祛瘀為主。方中玉屏風散益氣固表，藥理研究表明能提高機體的免疫功能，有良好的脫敏作用。黃芪固表而禦外邪，扶正氣而防復發；白朮性和緩而益氣固澀充肌膚；防風為治風之仙藥，走表而祛風邪使外邪去而營衛和；加丹參活血化瘀而涼血；紫草涼血解毒消瘀斑；赤芍行血中瘀滯而活血散瘀；蟬蛻疏散風熱。諸藥合用，外則風邪祛，表衛固，肌膚充實，邪無侵犯；內則瘀熱清，營無內擾，斑無復出，從而獲得良好效果。

7.柴芩蟬衣煎 ㉔

【藥物組成】柴胡、黃芩、烏梅、防風、蟬衣、甘草、當歸、丹參、紫花地丁。

㉓ 趙文群等，〈加味玉屏風散治療過敏性紫癜26例〉，《浙江中醫雜誌》，1994, (5): 212。

㉔ 顧梯成等，〈柴芩蟬衣煎加味治療過敏性紫癜68例分析〉，《中醫雜誌》，1994, (6): 349。

【加減變化】腎型加益母草、薺菜花、白茅根、蒲黃炭；腹型加白芨、木香、白芍、元胡；關節型加尋骨風、絡石藤。

【功效】清熱疏風，活血養血。

【適應病症】過敏性紫癜。

【用藥方法】1日1劑，水煎分2次服。

【臨床療效】共治療18例，全部臨床治癒，療程6～8天。

【經驗體會】中醫認為過敏性紫癜屬風熱犯血所致，隨機體反應性不同，臨床上可分為風熱、濕熱、氣滯血瘀等。不論那種證候，均以風熱損害為主，故筆者採用疏風清熱、活血化瘀的柴芩蟬衣煎加味治療，取得較為理想的效果。方中柴胡、黃芩、蟬衣是疏風清熱的要藥，特別是黃芩，根據現代藥理研究，能調節cAMP和抗變態反應，黃芩能抑制抗原與IgE結合，抑制肥大細胞釋放組胺，而成為臨床上較好的抗變態反應劑。而黃芩的抗變態反應與上述升高cAMP水準是一致的，因為cAMP抑制肥大細胞釋放化學物質並阻斷這些化學介質的變態反應。這可能是本方治療本病取得良好效果的根據之一。

8.五藤五皮飲 [25]

【藥物組成】青風藤15克，首烏藤20克，天仙藤10克，雙鈎藤10克，桑白皮15克，粉丹皮20克，海桐皮10克等。

【加減變化】根據不同分型，在五藤五皮飲基礎上分別加以益氣養陰、清熱解毒涼血、健脾統血的藥物。

【功效】活血祛風，解毒通絡。

【適應病症】過敏性紫癜。

【用藥方法】水煎服，每日1劑，早晚各服1次。

【臨床療效】治療28例患者，紫癜均可消退，最短者服藥2天紫癜就

---

[25] 張勝榮，〈五藤五皮飲加減治療過敏性紫癜〉，《北京中醫藥大學學報》，1995，(5)：69。

開始變淺，並不再起新的紫癜；最長者迄續服藥3週左右新生紫癜變少，服藥月餘紫癜不再生，並開始逐漸消退。腹型及關節型紫癜的病人其腹痛及關節痛等症狀亦可隨之消失。紫癜平均消退時間為12±4天。

【經驗體會】過敏性紫癜屬中醫的「肌衄」及「葡萄疫」範疇，《醫宗金鑑》曰：「皮膚出血曰肌衄」；《外科正宗·葡萄疫》曰：「感受四時不正之氣，鬱於皮膚不散，結成大小青紫斑點，色若葡萄」，根據中醫理論，本病由於感受四時不正之氣，鬱於皮膚不散，致使血脈離經，溢於肌膚。治療宜以祛邪通絡、活血祛風為先。五藤五皮飲是根據中藥以藤通絡、以皮達皮的特點設立的。五藤之中天仙藤、青風藤辛散、苦燥、溫通，既可祛風勝濕止癢，又可溫通經絡氣血；首烏藤養血安神，祛風通絡；雙鈎藤清肝瀉心，善清血分之熱，輕清透熱，達邪外出；肺主皮毛，能通調水道，桑白皮入肺，既能使藥力直達病所，又能利水消腫，正符合利尿必導其上源的理論；粉丹皮有涼血清熱之功，能解血分之毒；海桐皮入肝，可助青風藤、天仙藤祛風通絡。藤皮相合，能透風於熱外，滲濕於熱下，清中有行，行中有清，相得益彰。

9.脫敏煎 [26]

【藥物組成】銀柴胡、烏梅、五味子各10～15克，防風6～10克。

【加減變化】單純皮膚型：若皮膚紫癜細小稀疏，色鮮紅，伴風熱表證者加蟬衣、銀花、連翹各10克；若紫癜範圍大呈片狀，伴血熱證者加生地、玄參各15克，丹皮10克，赤芍12克，紫草30克。皮膚關節型：加忍冬藤、漢防己、木瓜各15克。腹型：若出現大便出血，色鮮紅者加仙鶴草20克，生地榆、炒槐花各15克；腹痛者加生白芍30克，延胡索12克。腎型：紫癜性腎炎伴血尿者加大薊、小薊、旱蓮草各15克，白茅根30克。久病氣陰兩虛者加生黃芪15～30克，太子參、淮山藥各15克。

---

[26] 朱紀昌，〈脫敏煎加味治療過敏性紫癜32例〉，《浙江中醫雜誌》，1996，(11)：501。

【功效】祛風清熱，涼血養陰。

【適應病症】過敏性紫癜。

【用藥方法】水煎服，每日1劑，分2次服，每次約120毫升。忌食辛辣，慎吃葷腥。

【臨床療效】治療32例，其中25例治癒（皮膚紫癜及關節、胃腸、腎損害症狀完全消失，實驗室檢查正常）；7例好轉（皮膚紫癜隱沒或退淨，臨床症狀消失，但尿液檢查異常者）。其中單純皮膚型、皮膚關節型治療少於10天，腹型便血治療少於15天，紫癜性腎炎治療少於20天，紫癜性腎病治療少於30天。治癒者隨訪1.5～6年，未見復發。

【經驗體會】過敏性紫癜是一種變態反應性疾病，屬中醫「肌衄」、「便血」範疇。中醫認為與過食燥熱、葷腥動風之物有關，是風、濕、熱之邪損傷營陰，灼傷血絡而血溢於外。病發先期多屬實證、熱證，後期多為虛實夾雜或氣陰兩虛證。脫敏煎方中銀柴胡甘寒益陰、清熱涼血；防風辛溫解表、散風勝濕；烏梅酸澀收斂、斂陰生津；五味子酸甘而溫，益氣斂肺、補腎養陰。再加蟬衣能祛風，不僅祛外風，而且熄內風，祛肌膚之邪；紫草涼血，走皮膚，透邪於外。臨床驗證，此方對過敏性紫癜確有良效。

10.苦紫抗敏湯 ❼

【藥物組成】苦參12克，紫草15克，白蘚皮12克，生地15克，赤芍12克，丹皮12克，生甘草10克。

【加減變化】熱毒甚，體溫在38℃以上者加犀角粉（沖服）2克，大青葉12克；心煩甚者加黃連9克，黑梔子12克；吐血者加生山藥12克，白芨12克，茜草根12克；便血者加黑地榆15克，三七粉（沖服）2克；尿血者加白茅根15克，小薊15克；蛋白尿者加芡實12克，黃芪12克，製首烏12克。

❼ 胡春英，〈自擬苦紫抗敏湯治療過敏性紫癜86例〉，《國醫論壇》，1997，(4)：30。

【功效】清熱解毒，涼血止血。

【適應病症】過敏性紫癜。

【用藥方法】以上藥物用量是一般成人量，臨床可根據患者病情和年齡而加減。每日1劑，水煎服。

【臨床療效】治療86例，其中臨床治癒（症狀完全消失，體溫正常，大便潛血陰性，尿常規正常）79例，占91.9%；顯效（症狀全部消失或基本消失，體溫正常，大便潛血陰性，尿常規紅血球少許，尿蛋白微量）5例，占5.8%；有效（症狀基本消失，體溫正常，大便潛血陰性，尿常規紅血球(＋～＋＋)，尿蛋白(＋～＋＋)2例，占2.3%。總有效率100%。

【經驗體會】過敏性紫癜西醫認為是一種血管變態反應性出血性疾病。其病變部位多在皮膚及粘膜，大部分患者均合併胃腸道及腎臟的病變，以兒童及青少年為多見。本病屬中醫之「斑疹」、「肌衄」等範疇。其病機為熱毒熾盛於血分，迫血妄行，上出則為吐血，下瀉則為便血、尿血，溢於肌膚則為斑疹、肌衄。治療上如不清其熱則血不得寧，不滋其陰則火不能熄。苦紫抗敏湯方中用苦參、紫草、白蘚皮、生甘草清熱解毒除風；丹皮、赤芍清熱、涼血、化瘀；生地養陰清熱、壯水制火；加犀角粉、大青葉、黑地榆、三七粉等以增其清熱解毒、涼血、化瘀、止血之功，使熱清血安，化瘀而血不妄行，止血而不留瘀滯。且紫草性寒，味甘鹹，有涼血、活血、解毒之功；苦參性寒，味苦，有沈降下行、清熱通利小便之能。現代藥理研究證明，苦參根含有多種生物鹼及黃酮類，有促進白血球增加，抑菌、抑制速發變態反應及過敏介質釋放的作用。

11.退癜湯 ㉘

【藥物組成】仙鶴草30～50克，黃芪15～30克，生地15克，赤芍12

㉘ 呂廷國等，〈退癜湯治療頑固性過敏性紫癜28例〉，《實用中醫藥雜誌》，1997，(6)：7。

克，丹皮12克，女貞子15克，旱蓮草15克，防風15克，白朮12克，蒼朮18克，苡仁15克，車前子15克，牛膝15克，黃芩12克，黃柏10克，桂枝3～6克，蛇舌草18克，甘草6克。

【加減變化】伴慢性鼻炎頭痛加牛蒡子15克，白芷12克，辛夷10克；伴陣發腹痛加川楝子12克，元胡12克，檳榔10克；伴關節疼痛加木瓜18克，獨活15克，豨薟草15～30克；伴血尿加白茅根30～50克，琥珀末3克。

【功效】補氣養陰，養血活血，祛瘀止血，清熱利濕。

【適應病症】過敏性紫癜。

【用藥方法】每日1劑，煎取汁500毫升，早、晚2次分服，15天為1療程，紫癜完全消退後繼服10天，以後製成水丸，每天30克，分3次服，連服1個月以鞏固療效，第1個療程無效者，停止用藥，一般用藥1～3個療程。

【臨床療效】治療28例，第1個療程治癒8例，好轉18例，無效2例；第2個療程治癒11例，好轉7例；第3個療程治癒4例，好轉3例。治癒率82.1％，總有效率92.9%。追訪2年，復發3例，繼續用本方加減治療有效。

【經驗體會】過敏性紫癜中醫稱肌衄、發斑，屬於「血證」範疇。急性期以血熱實證為主，熱邪下注，灼傷絡脈，迫血妄行，或溢於皮下，或溢於關節，或溢於腎臟及腸道，而引起各種症狀。病程日久，隨著血液流失，氣隨血耗，或陰液受損，或因反覆大量攝入強的松等類藥物致氣陰兩虛，陰血暗耗，故慢性期病機以氣虛或陰虛為主，氣虛行血無力，易致血瘀，陰虛易致火旺，滋生痰濕、痰熱，使病情遷延難癒。退癜湯方中仙鶴草始載《滇南本草》其味苦澀性平，入肺、肝、脾經，有止血，止痢，殺蟲功效，以止血見長，廣泛用於各種出血證，近代名醫丁福保謂其「具有輕補作用，疏而不滯」，實踐體驗，其性平，味微苦，略具收斂之性，更多補氣之功，用為主藥，佐以黃芪、當歸、生地、赤芍、丹皮，共達補氣養陰、養血活血，祛瘀止血之效；黃柏、黃芩、蛇舌草、

蒼朮、白朮、苡仁清熱利濕、燥濕；配桂枝，防寒涼太過，冰伏其邪；女貞子、旱蓮草補養肝腎之陰。

12.涼血消癜湯 [29]

【藥物組成】生地30克，紫草、鹿銜草、忍冬藤、土茯苓各15克，玄參、丹皮、赤芍、蚤休各9克，蟬衣6克，生大黃粉3克（吞服）。

【加減變化】熱盛加焦山梔、黃連各6克，黃芩9克；關節疼痛加威靈仙15克，防風、防己各9克；腹痛加延胡索、白芍、甘草各9克，白芨15克；蛋白尿加黃芪30克，萸肉、白朮各20克；浮腫加茯苓15克，澤瀉9克；病延日久，服用強的松治療或表現為陰虛火旺者加旱蓮草15克，麥冬、知母各9克，黃柏6克；使用環磷醯胺治療或表現為氣血兩虛者加黨參、黃芪、當歸、仙鶴草各30克，防風15克。

【功效】祛風清熱、涼血散瘀。

【適應病症】過敏性紫癜。

【用藥方法】每日1劑，水煎煮2次，取藥汁300毫升，分3次溫服。10天為1療程，總療程為1個月。服藥期間囑患者以清淡素食為主，適寒暖，對已知的過敏因素儘量避免，積極預防呼吸道感染。

【臨床療效】治療36例，其中痊癒（臨床症狀及體徵完全消失，大便潛血陰性，腎功能及尿常規正常，觀察1年以上無反覆）25例（腎型16例，混合型9例），占69.44%；顯效（臨床症狀及體徵消失，大便潛血陰性，腎功能正常，尿蛋白－～＋－，或紅血球5個／HP左右）5例（腎型3例，混合型2例），占13.89%；好轉（臨床症狀及體徵基本消失，大便潛血陰性，腎功能正常，尿蛋白＋－～＋，或紅血球+）4例（腎型3例，混合型1例），占11.11%；無效（治療1個月諸症均無好轉）2例（均為腎型），占5.56%。總有效率94.44%。

【經驗體會】過敏性紫癜主要是機體對某些物質發生變態反應所致。

---

[29] 徐斌，〈涼血消癜湯治療過敏性紫癜36例〉，《江蘇中醫》，1997，(12)：22。

臨床表現以皮膚紫癜為主，常伴有粘膜出血、關節炎、腹痛和腎炎等。屬中醫「紫癜風」、「斑疹」等範疇。本病多因外感風熱毒邪或飲食失節所致；血熱瘀血為其主要病理，熱瘀互結往往損及臟腑氣血，同時也使得本病容易反覆。為此，筆者臨證以祛風清熱、涼血散瘀為治則，自擬涼血消癜湯治療本病，尤其對腎型，混合型均有較好的療效，能迅速消除症狀和體徵，縮短病程，並減少復發率。筆者臨床實踐發現，紫草、蟬衣、土茯苓、蚤休等有較好的抗過敏作用，能迅速消退皮膚紫癜；其中紫草還善療吐血、衄血、尿血；鹿銜草補腎止血，對血尿有獨特的治療效果，並能祛風濕除痹，有治療關節疼痛及消炎的作用；最需一提的是生大黃粉，能瀉熱毒、蕩積滯，從而減少體內毒素的吸收，消除胃腸道的致敏物質。大黃又有抑菌和抗病毒作用，能防治細菌和病毒的感染，減少本病的復發率。大黃止血作用強，尤其對氣盛火旺之出血有明顯的治療效果，同時還可改善腎功能。大黃用於治療過敏性紫癜更重要的是能祛瘀生新，消除瘀血，減低毛細血管脆性及降低毛細血管的通透性，促使損傷臟器和組織的修復，從而達到根本性治療的目的。

第六章　白血病

　　白血病是造血系統的惡性腫瘤，係病毒感染、化學因素、電離輻射、遺傳因素等引起骨髓、淋巴結等造血系統中一種或多種血細胞成分發生惡性增殖，浸潤全身組織器官，導致正常造血細胞受抑制而產生的各種症狀。本病按自然病程和細胞幼稚程度可分為急性白血病和慢性白血病，按細胞形態可分為粒細胞、淋巴細胞、單核細胞白血病，臨床上常將這兩種分類方法結合起來命名。

　　急性白血病主要包括急性髓性白血病、急性淋巴細胞白血病兩類。大部分急性白血病患者在發病前多無前驅症狀，只有少數患者感到乏力、低熱、皮膚有少許出血點等，常常因上呼吸道感染、過度勞累或長期接觸毒物而誘發。起病急者常以高熱、出血、進行性貧血、骨疼為主要症狀；起病緩者，初則乏力、低熱，繼之出現急驟發病的表現。個別患者中樞神經系統受累，可見頭痛、嘔吐、口眼歪斜、抽搐等症狀。

　　中醫認為急性白血病的發病主要是由於七情內傷、飢餓勞累、房事過度等損傷精髓、肝脾及三焦，使陰陽氣血、臟腑功能失調，正氣內虛，又感六淫外邪或瘟毒而致病，屬於「虛勞」、「血證」、「瘟病」範疇。本病的臨床表現十分複雜，在疾病的演變過程中，由於患者年齡大小，病程長短，兼證有無等不同，常常是因病致虛，虛實夾雜，所以治療上應分清虛實主次，實證以祛邪為主，虛證以扶正為主，佐以祛邪。目前大多數採用中西醫結合治療，化療時注意保護胃氣，化療間歇期注意扶正祛邪，化療後骨髓抑制，注意扶正，緩解後應用中藥調和陰陽，以進一步鞏固療效。

　　慢性白血病分慢性髓細胞性白血病和慢性淋巴細胞白血病兩類。慢

性髓細胞性白血病，簡稱慢粒，起病及發展相對緩慢，是一種起源於骨髓造血幹細胞的惡性增殖性疾病，臨床以乏力、消瘦、發熱、脾腫大及白細胞異常增高為主要表現，且男性發病率高於女性。慢性淋巴細胞白血病，簡稱慢淋，是機體的淋巴細胞在體內異常增生伴有免疫功能低下的疾病，臨床以淋巴結腫大為主，常伴有肝脾腫大，貧血及出血等症狀，少數患者還伴有皮膚損害，多見於中老年人，偶見於青年，男性多於女性。

　　中醫認為慢性白血病的發生乃因先天稟賦不足或後天失養引起臟腑虧虛；外感六淫，內傷七情等引起氣血紊亂，臟腑功能失調，致使毒邪乘虛而入，氣血痰食邪毒相互搏結而成，屬中醫的「瘰癧」、「積聚」、「癥瘕」、「虛勞」等範疇。慢粒臨床可分為慢性期、加速期、急變期三個階段，各階段臨床表現各有不同，慢性期治療以中藥為主，配合化療藥治療，加速期和急變期應以化療為主，配合中藥治療。慢淋症狀不明顯時，可暫時不予特殊治療，密切觀察，注意防止感染等併發症之發生，凡飲食、起居、攝生有節，避免過度勞累，病情大多數較穩定，此期可依據中醫四診實施辨證治療，以扶正祛邪；白細胞總數過高，症狀明顯者，在中醫辨證論治基礎上，可接受小劑量、短療程的化療，以防損傷正氣。

一、辨證分型

(一)毒熱熾盛

1.清熱解毒方 ❶

　　【藥物組成】半枝蓮、蛇舌草、龍葵、夏枯草、穿心蓮、生地、丹皮、雙花、當歸、赤芍、土元、甲珠、丹參、紅花。

---

❶ 肖仁鵠等，〈中西醫結合治療急性白血病19例近期療效觀察〉，《實用中西醫結合雜誌》，1991，(4)：201。

【加減變化】氣血虧虛者加黨參、黃芪、白朮、山藥、熟地、何首烏；肝腎陰虛者加女貞子、旱蓮草、枸杞子。同時配合輸血、化療、抗生素等支援療法。

【功效】清熱解毒，活血化瘀。

【適應病症】急性白血病，證屬邪熱壅盛，毒邪結聚者。

【用藥方法】1日1劑，水煎分2次服。

【臨床療效】中西醫結合治療19例，完全緩解11例，占57.9%；部分緩解5例，占26.3%；未緩解3例，占15.8%。總有效率84.2%。

【經驗體會】中醫認為急性白血病屬「溫病」、「血證」、「急勞」範疇。一方面是邪毒乘虛傷人，內陷臟腑，深入心營血，表現高熱、出血、昏迷、抽搐等溫病重症，另一方面是五臟陰陽氣血虧虛，又以脾腎俱虛為主，使氣血精髓生化乏源，表現出一系列虛損證候，為此，筆者選用半枝蓮、白花蛇舌草、龍葵、夏枯草、穿心蓮清熱解毒，抗癌祛邪；用生地、丹皮涼血止血；出血嚴重者，酌加白茅根、大小薊、茜草；赤芍、土鱉蟲、甲珠、丹參、紅花活血化瘀，在此基礎上，加用黨參，黃芪、熟地、當歸、首烏、杞子、旱蓮草、杜仲滋補氣血，調理肝腎、增強脾胃，以提高機體的免疫力，增強對抗癌藥物的耐受力。

2.退熱煮散 ❷

【藥物組成】銀花、白花蛇舌草各30克，蒲公英20克，菊花、柴胡、丹皮、梔子各10克，連翹、白薇各15克，生地、知母、鱉甲各12克。

【功效】清熱解毒瀉火。

【適應病症】急性白血病高燒，證屬熱毒熾盛者。

【用藥方法】以上藥物，共為粗末，分裝。每日1劑，加水200毫升浸泡20分鐘，再煎煮2次，兩汁合之，分2～3次服。

---

❷ 龐德湘等,〈退熱煮散治療急性白血病高熱22例〉,《浙江中醫雜誌》, 1994, (6): 260。

【臨床療效】治療22例，19例3天內退熱，其他3例在6天內退熱。療程最短者30小時，最長者6天，平均2.86天。

【經驗體會】高熱是急性白血病常見症狀之一。臨床治療稍感棘手，若治療不及時，往往使病情進一步惡化。急性白血病高熱大都源於機體抗病能力低下併發感染，成熟粒細胞缺乏是發生感染的最主要原因，對發熱患者即使找不到任何病因，也不能排除感染的可能性。故退熱煮散方中以清熱解毒之品為主，融清氣養陰為一方，使邪去而熱退。湯劑改成煮散，可使藥中有效成分得以充分煎出，故能效如桴鼓。

3. 黃連解毒湯合白虎湯 ❸

【藥物組成】黃連10克，黃芩10克，黃柏10克，梔子10克，生石膏30～60克，知母15克，銀花15克，連翹15克，白花蛇舌草30克，黃藥子20克，蚤休20克，魚腥草20克，大青葉15克，玄參30克，苦參15克，紫草10克，藿香15克，佩蘭15克，半夏10克，水牛角粉30克，生地30克，甘草10克。

【功效】清熱解毒瀉火，涼血化瘀消斑。

【適應病症】急性白血病合併黴菌感染。

【用藥方法】諸藥水煎400毫升分2次溫服。每日1劑，7日為1療程，如體溫不能降到正常可再繼續服5劑。

【臨床療效】治療21例，其中痊癒（症狀緩解，口腔乳酪樣偽膜消失，體溫恢復正常，咽部等培養呈陰性）20例，占95.2%；無效（持續高熱，細菌培養呈陽性，症狀不能緩解者）1例，占4.8%，此患者經血培養證實為白色念珠菌、金黃色葡萄球菌雙重感染敗血症死亡。

【經驗體會】急性白血病合併黴菌感染是白血病治療過程中常見的併發症，感染部位以口咽部及腸道最常見，治療較為困難，死亡率較高，

---

❸ 張海蓮等，〈黃連解毒湯合白虎湯為主治療急性白血病合併黴菌感染21例〉，《中國中西醫結合雜誌》，1997，(2)：120。

多屬中醫學溫濕毒內蘊，邪熱充斥氣營，或熱者內陷營血，生風動血的危重證候。故以專清氣分熱的白虎湯合清熱解毒，瀉火涼血，化瘀消斑的黃連解毒湯為主治療。方中生石膏、知母清氣分熱盛；黃芩、黃連、黃柏、栀子配銀花、連翹、白花蛇舌草、大青葉、魚腥草等大量苦寒之品以清熱解毒，涼血瀉火；紫草、玄參加強清熱涼血之功效；苦參、藿香、佩蘭、半夏清熱燥濕。諸藥共奏清熱解毒瀉火，涼血化瘀消斑之功效。對西藥抗菌藥物的治療，也有協同作用。但本方藥物大苦大寒，不可過用，以防傷正或損傷胃氣。

(二)氣血虧虛

• 育赤湯 ❹

【藥物組成】人參、當歸、熟地、山藥、紫河車、白朮、茯苓、阿膠、山茱萸、丹參、紅花、附子、神曲、炙甘草、生薑、大棗。

【功效】補腎健脾，逐瘀生新。

【適應病症】類白血病反應。

【用藥方法】紫河車焙乾為粉，裝入膠囊服用。根據年齡、臨床症狀和病情緩急，調整藥味和劑量。初次發現血象異常時，多用湯劑，每日1劑，或3日2劑。病情緩解後，上藥改為散劑，裝入膠囊，每次服4～5克，1日3次。1個月為1療程，並檢查1次周圍血象。所有病例在血象正常後，續服藥1～2個月或更長時間，以資鞏固。

【臨床療效】本組病例在服藥2個療程後，血象即見好轉，幼稚白血球開始減少，紅血球、血小板偏低的有所上升，白血球增高的開始下降；服藥3～4個療程後，周圍血液幼稚白血球均消失，血象趨於正常。全組血象恢復正常時間平均為89.5天。隨著血象的改善，臨床症狀也隨之好

---

❹ 王嘉振，〈育赤湯治療類白血病反應療效觀察〉，《長春中醫學院學報》，1999，(2)：21。

轉。症狀與血象的好轉基本是同步。

【經驗體會】本組病例無明顯誘因，但有化學有毒物質接觸史，出現「精氣奪則虛」的證候。育赤湯以人參益氣；當歸、阿膠養血；山藥、白朮、茯苓、神曲、炙甘草、大棗健脾和胃，培攝化源；山茱萸、熟地、紫河車補腎填精、精血同顧；佐生薑、附子激發脾腎陽氣，共奏先天後天兼顧之效。宗仲景治虛勞「重溫補，兼祛瘀」之法，加用丹參、紅花直達血府，逐瘀生新。現代藥理研究表明：人參能促進骨髓造血功能，使紅血球、白血球、血紅蛋白及骨髓中有核細胞數顯著增加，並能增強機體對物理、化學等有害刺激的非特異性抵抗力，使紊亂的機能恢復正常；當歸能促進血紅蛋白的生成，對非特異性和特異性免疫功能均有增強作用；阿膠、熟地、山茱萸、白朮、附子均能增強造血、細胞免疫和體液免疫機能。

(三)肝腎陰虛

• 補肝腎方 ❺

【藥物組成】熟地、茯苓、黃芪、白花蛇舌草、豬殃殃、龍葵、山豆根、紫草各30克，炙甘草、白朮、山藥各15克，山萸肉、肉蓯蓉、巴戟天、補骨脂、人參、麥冬、五味子各10克，當歸6克。

【加減變化】發熱者加雙花、連翹、板藍根、柴胡各30克，連翹、黃連各10克；出血者加生地、丹皮、藕節、三七、雲南白藥、阿膠各10克；口腔潰瘍者加生石膏30克，玄參、知母、梔子各10克。

【功效】補肝腎，益精血，溫陽益氣。

【適應病症】急性非淋巴細胞性白血病，證屬肝腎精血虧耗，命門虛衰者。

---

❺ 吳世華，〈中西醫結合治療急性非淋巴細胞性白血病54例分析〉，《中西醫結合雜誌》，1985，(9)：542。

【用藥方法】1日1劑，水煎400毫升，分2次內服。連用3～4週為1療程，休1週，繼續服用，同時配合化療，用HAMPT方案，完全緩解後，再連用3～7個療程。

【臨床療效】治療54例，完全緩解30例，占55.6%。第1批治療15例，完全緩解8例，其中3例生存6年以上，占20%。第2批39例，完全緩解22例。

【經驗體會】白血病患者化療期間或化療間歇期間應用中藥，可達到扶正的目的。即採用祛邪與扶正相結合，辨證與辨病相結合的治則。根據中醫學腎主骨、骨生髓、髓化血機理，從補腎入手，兼以益氣養血、解毒抗癌為原則。方用熟地、生地、山藥、山萸肉、茯苓、五味子、巴戟天、肉蓯蓉、補骨脂等滋陰助陽以補腎；人參（黨參）、黃芪、炙甘草、白朮、當歸、熟地、阿膠以扶正；活血化瘀的藥物當歸、軟紫草、三七粉、雲南白藥、藕節以益氣養血；生石膏、知母、玄參、麥冬、梔子以潤肺降胃火；板藍根、柴胡、黃連、雙花、連翹、梔子、白花蛇舌草、山豆根、龍葵、豬殃殃以祛邪解毒抗癌。

㈣瘀血內阻

• 大黃䗪蟲丸 ❻

【藥物組成】大黃、䗪蟲、乾漆、乾地黃、甘草、水蛭、白芍、杏仁、黃芩、桃仁、虻蟲、蠐螬。

【功效】祛瘀生新，散結消積。

【適應病症】慢性粒細胞性白血病，證屬瘀血結聚，積塊阻於脅下者。

【用藥方法】每日2～3丸，4週為1療程，連用1～8個療程。同時配

---

❻ 陳兆孝，〈以大黃䗪蟲丸為主治療慢性粒細胞性白血病〉，《中西醫結合雜誌》，1988，(8)：500。

合應用馬利蘭，每日4～8mg，療程4～32週。急變時用VCR每日1～2mg，6–MP每日100mg，CTX每日100mg，Pred每日40mg。療程14～28天。

【臨床療效】治療16例，完全緩解8例，占50%；部分緩解6例，占37.5%；死亡1例，占6.3%。總有效率87.5%。病人脾臟均有不同程度縮小，其中縮小達10cm以上者占65.5%。

【經驗體會】近年治療慢粒雖然可用化療控制，但還不能完全治癒。臨床上最棘手的問題是慢粒急性變，另外巨脾也存在脾破裂和促使病情發展的隱患。筆者針對這一情況，以大黃䗪蟲丸為主治療慢粒。經初步觀察，發現大黃䗪蟲丸對縮小脾臟具有良好療效，對周圍血象和骨髓的幼稚細胞具有一定的抑制作用。

大黃䗪蟲丸乃《金匱要略》方，含有活血化瘀較強的大黃、䗪蟲、乾漆、桃仁、水蛭、虻蟲、蠐螬等藥，不僅能祛瘀生新，尚能緩中補虛，方中的地黃、芍藥、甘草等藥寓有濡養血脈和補虛緩急之意。本藥之所以能夠久用而不致發生明顯副作用也許與此有關。單用大黃䗪蟲丸或許還不能獲得慢粒的完全緩解，但作為輔助藥物藉以縮小脾臟，此藥具有實用價值。

二、統治驗方

1.抗白丹 ❼

【藥物組成】雄黃、巴豆（去外皮）、生川烏、乳香、郁金、檳榔、朱砂、大棗。

【功效】活血祛邪。

【適應病症】急性白血病。

【用藥方法】將雄黃、生川烏、乳香、郁金、檳榔共研細末，巴豆

---

❼ 鄭金福等，〈抗白丹治療急性白血病10例的初步報告〉，《中醫雜誌》，1983，(6)：37。

先去外皮，置砂鍋內文火炒至微黃，再去皮，用雙層紙包裹壓碎，微熱半小時，達到去油之目的。將煮熟之大棗，去皮去核，與上述藥物混和，並充分搗研均勻，搓丸如黃豆大，朱砂為衣，風乾貯存。上述一料可製藥丸90粒左右。成人每天4～8丸，小兒1～4丸，於清晨5時開水沖服，連用3～5天，休1天。一般先從小劑量開始，逐漸加量，以保持大便每天4～5次。在服藥第7～28天期間，取新鮮的蒜莖葉30～60克，搗爛，外敷中脘穴附近。外敷散藥地榆炭、麥芽炭各等分，共為細末，使其均勻覆蓋其表面。約10小時後，局部出現灼熱感，取下外用藥，此時可見局部有小水泡，刺破，擠出漿液擦淨，外塗調藥即上述散藥和香油而成。

【臨床療效】單純用抗白丹6例，有效2例，占33.3%；無效4例，占66.7%；抗白丹配合化療4例，有效3例，占75%，包括完全緩解1例。所有病人服抗白丹均在14天以上。

【經驗體會】抗白丹具有殺蟲解毒、破積祛瘀作用，其主要藥物組成與療萬病「六神丹」（華佗《中藏經》）、「鬼哭丹」、「定命丸」、「追毒烏金散」（《古今圖書集成》）、「返魂丹」、「奪命丸」、「雄黃丸」等古方相仿，並與近年來治療白血病的「青黃散」、「雄黃」等方藥亦有類同。本組10例，有效者5例，其中2例係單用抗白丹治療，可見中藥抗白丹對急性白血病有一定效果。在有效的5例中，4例為急性粒細胞性白血病，1例為紅白血病，似可初步認為本方對急性非淋巴細胞性白血病療效較好。另根據有效病例的分析，凡病程短、發熱與出血不明顯、中醫辨證屬於陽虛或氣虛者效果一般較好，估計與本方藥性偏溫熱，具有溫陽散寒的功效有關。服藥期間的副作用主要為腸胃道反應，如腹瀉、噁心、嘔吐、胃脘不適或隱痛以及食慾減退等。筆者曾將抗白丹作成腸溶衣製劑，服藥後上述副作用明顯減輕，腹瀉依然，這與方中含有巴豆有關。古人經驗，服巴豆後下痢不止者，進冷粥1杯可止之。據筆者觀察，如服藥後飲以涼開水或進食水果，可以減少腹瀉次數。此外，鑑於方中有雄黃、朱

砂，筆者曾對1例連續服用抗白丹已7個月的患者，測定其尿汞，結果在正常範圍。臨床亦未發現有關中毒的症狀。

2.燒雞丹方 ❽

【藥物組成】老母雞1隻去內臟皮毛，阿膠、鱉甲、蜂蠟各60克，血竭、孩兒茶、三七、火硝、穿山甲、蜈蚣、水蛭、鹿茸各9克。

【加減變化】配合湯劑內服。熱毒熾盛者用水牛角、生地、雙花、連翹、玄參、銀耳、秦艽、地骨皮、丹皮、知母、柴胡、黃芩；肝腎陰虛者用知母、生地、熟地、龜板、枸杞子、山藥、銀耳、地骨皮、白薇、當歸、白芍、丹皮；氣陰兩虛者用太子參、銀耳、黃芪、枸杞子、山藥、龜板、黃精、熟地、當歸、白朮、茯苓、白芍、生牡蠣、生地、丹皮、丹參、當歸、秦艽、玄參、熟地、土元。上述藥物，1日1劑，連用2～7個月。

【功效】補腎養陰，活血解毒。

【適應病症】急性白血病。

【用藥方法】將上述藥物混合，裝入雞腹縫合，外敷黃泥厚2cm，用柴火燒3～4小時，去泥拔毛，撕碎涼乾，共研為細末。成人每次6～10克，1日3次口服，小兒酌減。

【臨床療效】治療52例，其中近期治癒17例，占32.7%；顯效10例，占19.2%；有效15例，占28.8%；無效10例，占19.2%。總有效率80.8%。

【經驗體會】白血病屬於中醫「虛勞」範疇，其病主要為氣陰兩虛，或兼邪毒瘀阻所致。故筆者用燒雞丹以阿膠、蜜蠟、鱉甲為主，填補真陰，養血止血；以三七、火硝、穿山甲、兒茶、水蛭、血竭、蜈蚣祛邪解毒，化瘀生新；以鹿茸、母雞血肉有情之品補腎壯陽、養血益氣，使陰陽調和，達到扶正祛邪的目的。在臨床上應注意以下幾點：①若邪盛

---

❽ 劉璽珍，〈燒雞丹結合辨證論治治療白血病52例近期療效觀察〉，《河北中醫》，1991，(4)：1。

時，燒雞丹用量宜小，同時加用祛邪之劑，積極處理各種併發症。待標實緩解後，重用燒雞丹長期鞏固。②白血病的另一個特點是陰虛化火，在治療中應時刻不忘滋陰養血，清虛熱。即使兼有陽虛者，亦多係陰損及陽，陰陽兩虧，治療應在滋陰養血的方藥中加入補氣溫陽之品，以甘溫為主，避免辛燥劫陰。③白血病的出血傾向多由肝不藏血，或血熱妄行所致。故常用大量生熟地黃、鼈甲、阿膠、白芍等滋陰養血為主，佐以清瀉血熱的牡丹皮、梔子為輔，療效顯著。即使是脾虛氣虛，統攝無權而致的出血，亦只能在大量滋陰養血方藥中伍以補氣升舉之品。④血瘀阻絡肝脾腫大者，治療困難較多，這是由於虛實夾雜，因虛致實，攻補兩難之故。臨床應在滋陰養血，益氣扶正的同時加入化瘀軟堅之品，採用攻補兼施的方法，但化瘀之品的應用宜緩不宜烈，以免過用克伐傷正。對伴有出血者，以採用化瘀止血的方法較妥。

3. 血液II號 ❾

【**藥物組成**】黨參、黃芪、白朮、赤芍、馬勃、何首烏、黃藥子、重樓、半枝蓮、蛇舌草。

【**加減變化**】氣血兩虛者加黃精；肝腎陰虛者加沙參、銀柴胡、生石膏；癥瘕者加三棱、莪朮、紅花。此外，可配合清熱安宮丸、牛黃解毒丸、六神丸、靛玉紅、紫金靛。急變時，積極配合化療。

【**功效**】解毒攻邪，益氣扶正。

【**適應病症**】慢性粒細胞性白血病。

【**用藥方法**】1日1劑，水煎分2次服。

【**臨床療效**】經治療2年以上，存活3年者5例，4年3例，5年3例，6、7、8年各1例，11年以上2例，3年以下19例，死亡5例。

【**經驗體會**】中醫目前對白血病的認識尚未統一。根據臨床表現，

---

❾ 陶淑春，〈中西醫結合治療慢性粒細胞性白血病40例〉，《遼寧中醫雜誌》，1992，(2)：34。

多屬「虛勞」、「血證」、「癥瘕」範疇。病機多是溫毒內蘊，傷及營血所致，筆者認為是一種虛實挾雜、以實為主的疾病。治則應以清熱解毒為主，扶正祛邪為輔。本組40例療效觀察證實了中醫中藥在治療白血病過程中的作用，同時，也肯定了中西醫結合治療是促進慢粒患者長期存活的重要措施。

4.再生素湯 ❿

【藥物組成】木賊15克，節節草30克，梔子10克，白花蛇舌草30克，蘆根15克，白茅根30克，小薊15克，旱蓮草15克，生地12克，大青葉15克，赤芍10克，仙鶴草15克，烏梅10克，天花粉12克，人參10克，天門冬12克，地榆12克，茜草根12克，陳皮12克，生甘草10克，大棗10枚。

【加減變化】血小板減少加藕節；增高加水蛭；貧血加黃芪、當歸；鼻血加牛膝、槐花；吐血加玄參、地骨皮；便血加蒼朮、苡仁；高熱加柴胡、葛根；肝、脾腫大加半邊蓮、野菊花；淋巴結腫大加露蜂房、路路通：關節痛加雷公藤、絲瓜絡：身腫加防己；眩暈加石菖蒲；心悸加柏子仁；脘腹脹滿加砂仁、萊菔子；納呆加山楂、雞內金；噁心嘔吐加生薑、白豆蔻；便秘加麻仁、生大黃；神昏譫語加紫雪丹或至寶丹。

【功效】清熱解毒，涼血止血，消腫散瘀，益氣養血。

【適應病症】急淋或急粒白血病。

【用藥方法】水煎內服，日1劑。

【臨床療效】治療10例，收到較好療效。

【經驗體會】白血病，其病因病機較複雜，且無完全闡明，但總歸為造血系統病變，病變部位在於血分、骨髓。對於「急淋」和「急粒」此出現高熱、汗出不解，斑疹、出血、神志昏狂，舌紅絳，舌裂起刺，脈象弦急細數等血分熱盛之諸症，可根據中醫溫病學的理論，似屬伏邪溫病類，按衛、氣、營、血階段進行辨證治療。白血病的病因是溫熱毒

❿ 李懷琳等，〈自擬再生素湯治驗白血病10例〉，《中醫藥研究》，1992, (6): 29。

邪侵犯骨髓，導致骨髓造血功能障礙。髓為生血之源，溫熱毒邪深入骨髓，久則暗耗人體精血，導致機體精虧血少，元氣損耗，臟腑虛損，形體失充，疲倦乏力，日漸消瘦，呈一派虛象，轉為慢性白血病；在治療中，對於急性發作者，能否及早控制高熱、制止出血是治療本病的關鍵，按溫病學說：「用藥不厭涼，涼不厭早」的原則，及早投用寒涼性藥物，且用量要大。對於出血的患者，按「血證」論治，治火、治氣、治血的3個原則。治火當分實火應清熱瀉火，虛火應滋陰降火；治氣當分實證應清氣降氣，虛證應補氣益氣；治血又當分別選涼血止血、收斂止血、活血止血、補血養血等法。上部出血宜清降，引血下行，下部出血宜升提，引血歸經，是謂「存得一分血，便保得一分命」。對於病程長，發病緩慢的慢性白血病，則以益氣補血的同時，還需清理血分骨髓的溫熱伏邪以治本。無論急性或慢性，根據白血病的病位層次及病理特點，雖有標本緩急的不同，表現症狀各異，但要在異中求同。筆者自擬「再生素湯」，以治本為前提，以清熱解毒，涼血止血，消腫散瘀，益氣養血，為主要治法。用這種治法，無論是急性還是慢性患者，均收到較好的效果。對於白血病的治療，除用藥治療外，飲食生活調理也十分重要。同時還需幫助患者解除顧慮，使之積極配合，堅持長時間服藥，方能提高療效，鞏固療效。

5. 碧玉柴胡湯 ⓫

【藥物組成】碧玉散、柴胡、黃芩、半枝蓮、白朮、黨參、茯苓、法夏、黃芪、當歸、丹皮、炒枳殼。

【加減變化】脅痛、骨痛者，加延胡、芍藥、川楝子；出血者，加仙鶴草、藕節炭、石灰散；咽痛者，加銀花、板藍根、北豆根；反覆低熱、盜汗者，加青蒿、地骨皮；脅下痞塊堅大者，加鱉甲、牡蠣、地鱉

⓫ 何建等，〈碧玉柴胡湯治療慢性粒細胞性白血病37例報告〉，《貴陽中醫學院學報》，1996，(3)：28。

蟲、丹參；熱毒盛、處於加速期或急變期者，加龍膽草、蒲公英、白花蛇舌草、六神丸。

【功效】清熱解毒、健脾益氣、活血行瘀、理氣散積。

【適應病症】慢性粒細胞性白血病各期。

【用藥方法】水煎服，日1劑。

【臨床療效】近期療效：治療37例，其中完全緩解（臨床無貧血、出血、感染及白血球浸潤表現。周圍血象白血球（10×10^9/L，分類無幼稚細胞，血小板(100～300)$\times10^9$/L，脊髓象正常）21例；部分緩解（臨床症狀改善，血象及骨髓象部分改善）14例；無效（慢粒急變）2例。總有效率94%。

【經驗體會】筆者認為慢粒的主要病機是虛、毒、瘀三個方面，為本虛標實之證。「虛」是正氣虛衰，可因過度勞累、飲食不節、情志失調所致。「毒」是外邪熱毒，乘虛侵犯人體、耗傷氣血、損傷骨髓，導致頭昏乏力和粒細胞異常增生活躍。「瘀」是因情志失調、肺氣鬱結或熱毒損傷，使經絡失和、氣機阻滯，熱毒與氣血互結。氣滯血瘀日久，漸成癥瘕積聚，據此，筆者自擬碧玉柴胡湯，方中碧玉散、半枝蓮、黃芩清熱解毒；以黨參、黃芪、白朮、茯苓健脾益氣、扶正補虛；以柴胡、法夏、枳殼疏肝理氣、導滯散結；當歸、丹皮活血行瘀。全方合用具清熱解毒、健脾益氣、活血行瘀、理氣散積之功。並可據患者病情不同、個體差異，臨證時作隨症加減，對慢粒的各期都能適用。據有關資料報導，單純西醫治療慢粒平均生存期為3.5年左右。筆者應用碧玉柴胡湯加西藥治療平均生存期為4.8年。因此本方法治療慢粒可延長患者的生存期，改善患者的生存質量。當處於慢粒的加速期的患者經本方法治療後，可促使其轉變為慢性期。採用碧玉柴胡湯加西藥治療的患者無明顯化療副作用，骨髓抑制現象少見。

第七章　白血球減少症

正常人外周血白細胞計數一般為4×10^9/L～10×10^9/L。當外周血白細胞計數持續低於4×10^9/L，中性粒細胞百分比正常或稍減少時，稱為白細胞減少症。白細胞減少大多由中性粒細胞減少引起，當中性粒細胞絕對數低於1.5×10^9/L時，稱為中性粒細胞減少症。當外周血中白細胞計數低於2×10^9/L，中性粒細胞絕對值低於0.5×10^9/L，甚至極度缺乏或完全消失時，稱為中性粒細胞缺乏症或粒細胞缺乏症。

白細胞減少可分為原因不明性和繼發性2種：臨床上原因不明者多見，該類病人起病隱匿，常無症狀而在驗血時發現，或有乏力，頭暈，精神萎靡，記憶力減退，食慾減退等神經衰弱症狀，有的伴有反覆感冒、支氣管炎、肺炎、中耳炎、泌尿道感染等。而繼發性多見於化學因素、物理因素、藥物及某些疾病（如傷寒、病毒性肝炎），或各種實體腫瘤化療後、多種血液病（如白血病、再障、骨髓增生異常綜合徵、惡性組織細胞病）等。起病急，畏寒、高熱、頭痛、全身困倦、盜汗等；由於繼發感染可出現咽喉痛，急性肛門膿腫；由於抵抗力顯著降低，容易併發膿毒血症而導致死亡。

中醫認為本病主要由於先天不足，勞倦過度，飲食不節，大病久病，外邪侵襲等因素導致氣血兩虛，脾氣虧損，日久傷及肝腎，導致腎陰虛、腎陽虛或陰陽兩虛，據其臨床主症當屬於「虛勞」、「溫病」、「諸虛不足」等範疇。臨床上主要採用益氣養血，補益肝腎，溫補脾腎等方法治療。對於繼發感染出現高熱、咽痛等者，則常先予清熱解毒以治其急，待病情穩定後，再緩圖之。

一、辨證分型

㈠氣血虧虛

1.固本養血湯 ❶

【藥物組成】黃芪15～30克，淫羊藿12～15克，補骨脂15克，當歸15克，雞血藤30～60克，丹參15～30克，虎杖10～18克，大棗4枚。

【加減變化】以五心煩熱，失眠盜汗，乏力頭暈，舌紅脈細數等氣陰兩虛為主者，主方中黃芪、淫羊藿減量，另加生地、女貞子、黃精、炒棗仁、五味子；以面色蒼白，精神萎靡，畏寒肢冷，腰膝痠軟等腎陽不足為主者，主方中加仙茅、肉桂；大便稀或服藥後泄瀉者，虎杖先煎20分鐘，或減量；咽痛、發熱者，主方中加板藍根、山豆根、玄參、麥冬，或加用西藥抗菌素；發熱、咳喘者，除重用虎杖外，另加魚腥草、半枝蓮。

【功效】補腎健脾，益氣養血活血。

【適應病症】白血球減少症，氣血兩虛者。

【用藥方法】水煎服，每日1劑。

【臨床療效】治療28例，其中達到近期治癒（症狀消失，白血球計數升至5000/mm^{3}以上，停藥後隨訪3個月，未見復發者）12例；顯效（症狀好轉，白血球計數比治療前增加1500/mm^{3}以上，或已上升至5000/mm^3，而於停藥後3個月內復發者）9例；有效（症狀減輕，白血球計數比治療前增加1000～1500/mm^{3}者）6例；無效（症狀不減輕或雖有所減輕，而白血球計數增加不足1000/mm^{3}者）1例。治療時間為20～270天，平均為41.5天。有效者開始出現時間為7～21天，平均為11天。

---

❶ 蔣森，〈固本養血湯治療白血球減少症28例臨床觀察〉，《黑龍江中醫藥》，1987，(4)：22。

【經驗體會】本組病例以乏力、頭暈、腰困、食慾減退等氣血兩虛證為主，同時兼有皮膚瘀斑、舌暗、肝脾腫大等瘀血證，不少患者尚有易感冒、發熱、咽痛等證。據此，筆者認為本病主要病機以血虛血瘀為標，脾腎虧損，根本不固為本。正虛則衛外不固，易致外感。中醫認為，腎為先天之本，主骨生髓，藏精，精血同源。脾為後天之本，為氣血生化之源。故主方中用黃芪、大棗健脾益氣；淫羊藿、補骨脂補腎填精，脾腎同求，互助並茂，則氣血化源充足，根本堅固；佐以丹參、當歸、雞血藤養血活血，瘀血得去則新血速生；虎杖清熱兼以祛瘀。本方標本兼治，故獲良效。本組病例觀察表明，重用雞血藤、黃芪、丹參，可以提高療效，尤其是雞血藤可用至60克，而未見任何副作用。虎杖具有輕瀉作用，每劑15克，大部分病例服藥2、3天後則腹瀉現象消失，若仍腹瀉者，可先煎虎杖20分鐘，再加餘藥，則可避免輕瀉反應。

2. 加減補中益氣湯 ❷

【藥物組成】黃芪30克，黨參30克，或紅參6克，當歸10克，陳皮5克，升麻3克，白朮10克，黃精12克，紫河車12克，大棗5枚，炙甘草6克。

【加減變化】肝腎虧虛，頭暈耳鳴，腰酸腿軟者加杞子10克，萸肉10克，覆盆子10克；失眠夢多者加茯神10克，夜交藤15克，棗仁10克；汗多易患感冒者加浮小麥30克，防風3克，牡蠣25克；心慌、心悸者加丹參15克，遠志8克，柏子仁10克；食慾不振者加淮山藥15克，蓮肉12克；氣陰兩虛，咽乾口燥者加天冬12克，女貞子10克，何首烏15克；畏寒肢涼，面色蒼白者加桂枝6克，巴戟天10克，補骨脂10克；上腹悶脹者加砂仁5克（後下），白芍10克，枳殼10克；婦女月經過多者加鹿角膠10克（後下），豆稔乾30克，川續斷12克；男子若夢遺滑精者加金櫻子20克，沙苑蒺藜10克，蓮鬚10克。

---

❷ 雷在彪，〈補中益氣湯加減治療白血球減少症75例〉，《雲南中醫雜誌》，1989，(3)：19。

【功效】調理脾腎，補益氣血。

【適應病症】白血球減少症，氣血雙虧者。

【用藥方法】每天1劑，水煎濃縮分2～3次服。

【臨床療效】近期治癒（症狀消失，白血球計數較治療前增加1.5×10^9/L以上，總數大於4.5×10^9/L）38例，占50.6%；顯效（症狀消失，白血球較治療前增加(1～1.4)×10^9/L，總數大於3.9×10^9/L，停藥3週後不低於3.9×10^9/L）25例，占33.3%；有效（症狀基本消失，白血球較治療前增加0.4×10^9/L）7例，占9.3%；無效（治療5週，症狀不減輕，白血球上升值不足0.4×10^9/L）5例，占8.6%。總有效率91.4%。

【經驗體會】白血球減少症屬於中醫的「虛勞」、「眩暈」等範疇，臨床上主要表現為心脾肝腎虧損，調理脾腎，補益氣血是治療的關鍵。遵《內經》「精氣奪則虛」，「虛則補之」，「形不足者溫之以氣，精不足者補之以味」的治療原則。參閱李東垣先師對勞倦內傷之闡發，主張對虛損從脾胃立論，長於甘溫補中，升陽益氣的意旨。選用補中益氣湯加減，方中黃芪補氣；黨參、白朮、大棗、炙甘草健脾益氣；陳皮醒脾理氣；當歸、黃精、紫河車補腎益精血，療虛損；升麻升舉下陷清陽，共奏補氣健脾，升清降濁，補益肝腎精血之妙。一般服後脾胃健旺，食慾增加，精神體力恢復，中氣虛陷諸症自愈，化驗血白血球上升，且服藥過程中無副作用和不良反應。

3.雞枸菟煎劑 ❸

【藥物組成】雞血藤、枸杞子各30克，菟絲子20克，大棗4枚。

【加減變化】白血球低於3×10^9/L以下者加女貞子30克；貧血者加阿膠30克；血小板低於90×10^9/L者加卷柏20克；血紅蛋白低於60g/L者加黃芪50克。

---

❸ 馬風友，〈雞枸菟煎劑治療化療中白血球下降23例臨床觀察〉，《黑龍江中醫藥》，1990，(6)：18。

【功效】益氣養血補腎。

【適應病症】白血球減少症，屬氣血不足，腎氣虧虛者由腫瘤化療後引起。

【用藥方法】上述藥物，加水300毫升，浸泡30分鐘，文火煎2次，共得100毫升，飯前溫服50毫升，1日2次。難以口服者以本方100毫升，保留灌腸20分鐘，1日1次。化療前半個月開始每日用藥1劑，化療期用化療藥當日予本方2劑分4次服。間歇期每日1劑。

【臨床療效】治療23例，其中顯效10例，占43.5%；有效12例，占52.2%；無效1例，占4.3%。總有效率95.7%。

【經驗體會】筆者臨床中就該病在治療上的矛盾，及患者體虛的特點，自擬「雞枸菟煎劑」，意在扶正固本，以配合化療。方中雞血藤性苦，味溫，歸肝經，有補血行血，舒筋活絡之功。《本草綱目拾遺》謂：「治老人氣血虛弱，手足麻木，癱瘓等證」。枸杞子性味甘平，功能滋補肝腎，善補腎陰。《食療本草》謂「補不足，益氣力，肥健」。菟絲子性味平甘，即補陽又益陰。雞血藤伍枸杞子，陰血俱足，血充脈和；枸杞子伍菟絲子，陰陽雙補，肝腎同調；雞血藤配菟絲子則氣血兩健，飲食增加。三藥配伍，合補血、補陰、補陽藥於一爐，陰中求陽，陽中求陰，補而不膩，煎丸皆可。

4. 升白丸 ❹

【藥物組成】丹參、太子參、雞血藤、黃芪、熟地、黃精、山藥。

【功效】益氣養血，補腎健脾。

【適應病症】惡性腫瘤病人放療後白血球減少，證屬氣血不足者。

【用藥方法】以上藥物，共為蜜丸，每丸重7克。每次1丸，1日3次口服。1個月為1療程。

---

❹　孫兆吉，〈升白丸治療白血球減少症192例療效分析〉，《實用中西醫結合雜誌》，1991，(9)：538。

【臨床療效】治療192例，恢復正常99例，占51.6%；顯效41例，占21.4%；有效32例，占16.7%；無效20例，占10.4%。總有效率89.6%。

【經驗體會】按中醫理論升白丸是以健脾補腎為主兼活血化瘀。脾乃後天之本，運化水穀精氣以滋生營血；腎為先天之本，藏精之臟能生精化血。從遠期療效上看，升白丸不是一時性刺激的效果，而是重在治本，故療效滿意。現代藥理研究表明，方中太子參、黃芪、熟地等補腎藥和丹參、雞血藤等活血化瘀藥，具有增強神經與內分泌的調節功能和促進骨髓造血並改善免疫系統等功能。筆者的藥效實驗顯示：升白丸對環磷醯胺引起的白血球減少具有顯著的療效，其機制與本藥能保護和促進骨髓的造血功能有關。

5.（姚氏）升白湯 ❺

【藥物組成】黃芪60克，白朮20克，茯苓20克，黨參20克，山藥20克，雞血藤30克，當歸15克，女貞子15克，旱蓮草15克，大棗15克，炙甘草10克。

【加減變化】血虛甚者加熟地、白芍各30克；兼有氣虛、氣滯者加枳殼、木香各15克；陽虛者加淫羊藿30克；陰虛者加天花粉、麥冬各20克；濕困脾土、舌苔厚膩者去大棗，加砂仁、白蔻仁各6克。

【功效】益氣養血，健脾固表。

【適應病症】藥物所致的白血球減少症，屬氣血不足者。

【用藥方法】水煎服，1天1劑，每10天為1療程。用藥1個療程後檢查血白血球計數，若恢復到4×10^9/L以上者，再續服5～10天後停藥。

【臨床療效】治療36例，其中治癒24例，占66.6%；顯效9例，占25%；好轉3例，占8.3%。總有效率100%。

【經驗體會】因服用某些藥物後引起白血球計數下降，出現氣血虧虛的症狀在臨床常見。其機理，筆者根據病史及臨床表現認為與個體脾

❺ 姚旭，〈升白湯治療白血球減少症36例〉，《陝西中醫》，1991，(11)：488。

陽素虛，氣血生化不足，加之服藥，稟性不耐，藥毒伺機傷脾，脾土受損，氣血生化更加不足有關。故筆者自擬升白湯，旨在益氣補血，健脾固表。方中為多補氣藥，特別是重用黃芪，取氣生則血生之意；白朮、茯苓、山藥、黨參、炙甘草取四君子湯以益氣健脾，能使脾胃之氣健旺，資生氣血旺盛；當歸、雞血藤、大棗、女貞子、旱蓮草有養血補血之功。益氣補血同施，相得益彰，是取得較好療效的關鍵。

6.升白扶正口服液 ❻

【藥物組成】紅參、木香各6克，雞血藤45克，生黃芪30克，製首烏15克。

【功效】益氣養血，理氣活血。

【適應病症】惡性腫瘤放化療後引起的白血球減少症，證屬氣血不足，兼見氣滯血瘀者。

【用藥方法】加工製成口服液，包裝成60毫升／瓶。每次20毫升，1日2次，28天為1療程。

【臨床療效】治療31例，顯效24例，占77.4%；有效3例，占9.7%；無效4例，占12.9%。總有效率87.1%。

【經驗體會】惡性腫瘤患者在接受放療或化療期間，由於放療或化療的毒副作用，損傷人體正氣（包括免疫功能的下降，造血功能的障礙等），給患者帶來了痛苦，甚至不得不終止放療或化療。中醫認為，放療或化療後白血球減少是由於毒邪內侵人體，耗傷氣血津液所致，根據其臨床有頭暈、乏力等表現，屬於「血虛」範疇。中醫認為，血的生成與脾腎關係最為密切，脾虛則血的生化無源，腎虛則精不化血。升白扶正口服液重在健脾補腎，氣血雙補。方中人參、黃芪健脾益氣；製首烏補腎養血；雞血藤養血化瘀；木香調氣以防補藥壅滯。諸藥配合具有補而

❻ 黃祖明，〈升白扶正口服液治療白血球減少症31例〉，《山東中醫雜誌》，1994，(5)：202。

不滯，補而不膩，久服強身之特點。據報導，人參抗疲勞，並可加強機體對有害因素的抵抗力，雞血藤具有升提血白血球迅速而持久的作用。臨床觀察表明在惡性腫瘤的綜合治療中，用升白扶正口服液作為輔助治療，防治血白血球下降，保障放療或化療的順利進行有一定的價值。

7.歸芪沖劑 ❼

【藥物組成】當歸12克，雞血藤45克，生黃芪60克，熟地20克，龜板30克，白朮18克。

【功效】益氣養血，滋陰補腎。

【適應病症】惡性腫瘤病人化療後白血球減少，證屬氣血不足者。

【用藥方法】上述藥物，製成沖劑。每次18克，1日2次，28天為1療程。

【臨床療效】治療33例，其中顯效25例，占75.8%；有效4例，占12.1%；無效4例，占12.1%。總有效率87.9%。

【經驗體會】中醫認為化療反應是毒邪內侵人體，耗傷氣血津液，引起臟腑機能減退，主要表現為脾腎虧虛。其中脾氣虧虛則水穀精微不得輸佈，氣血生化無源。而腎能主骨，腎虛則精不化血，骨髓生血無權，所以表現為全血細胞減少，其中包括紅血球、血小板、白血球的減少，並伴有頭暈、乏力、食慾減退等症狀。屬中醫「血虛」範疇。歸芪沖劑重在健脾補腎，氣血雙補。方中白朮、黃芪能補脾肺之氣，為補氣之要藥；當歸能養血潤燥；雞血藤養血化瘀；龜板、熟地黃滋陰補腎，且熟地黃為補血之要藥，能補精益髓、養血。諸藥合用補而不滯，既能補養先天之本——腎臟，又能健壯後天之本——脾臟，使脾腎二臟相得益彰。

---

❼ 李秀剛等，〈歸芪沖劑治療白血球減少症33例〉，《山東中醫雜誌》，1996, (2): 66。

8.加味當歸補血湯 ❽

【藥物組成】炙黃芪30克，當歸5克，黃精10克，雞血藤15克，茜草10克，補骨脂15克，虎杖10克，半枝蓮30克，炙甘草3克。

【加減變化】氣虛甚加黨參、白朮；血虛明顯加枸杞、製首烏；陰虛明顯加墨旱蓮；陽虛加鹿角膠、胡桃肉，有時加服胎盤粉。

【功效】補氣生血。

【適應病症】放化療白血球減少症，氣血兩虧者。

【用藥方法】水煎服，日1劑。

【臨床療效】治療30例，收到較滿意療效。

【經驗體會】中醫無白血球減少症這個病名，但觀察放療或化療過程中出現的具體表現，如面色蒼白無華，氣短懶言，食慾不振，倦怠少力，腰酸足軟，時有低熱，夜寐不實，以及舌質淡，舌體胖嫩，脈細無力等症狀，都是氣血不足、脾腎虧虛之象。而放療或化療對機體來說，都是外來因素的刺激，並且都是以熱毒的形式出現。熱毒之邪主要耗陰傷正，使人體氣血失調，脾胃不運，脾胃俱傷，從而影響骨髓及腦海，導致造血功能損傷，白血球不能化生而減少。由於白血球減少症的病機是氣血不足，脾腎虧虛，屬於「虛勞」範疇，故筆者根據「勞者溫之，損者益之」的原則，以古方當歸補血湯為基礎，重用味甘補氣的黃芪大補肺脾之氣，以資生血之源，當歸味厚能養血，二者相配，補氣生血，使氣壯而血旺，以無形之氣來促進有形之血的生長，即《內經》所謂「陽生陰長」之意。氣血互相依存，互相資生，「氣為血帥，血為氣母」，治療白血球減少，既要補血，又要益氣以生血。方中當歸補血湯加味常加用補骨脂，它能溫腎壯陽，治「五勞七傷，骨髓傷敗」，有升白血細胞的功能；虎杖有「益腎、強陽益精」之功；雞血藤為「強壯性補血藥」。諸

---

❽ 許愛蘭等，〈加味當歸補血湯治療放化療白血球減少症〉，《江蘇中醫》，1996，(3)：13。

藥合用，收效甚佳。另外，放療或化療引起的白血球減少症屬慢性病，一般服藥時間不宜太短，以15～20天為宜，長服效果更佳且不宜更方太勤。少數病人服藥後感胃脘作脹，食納減少，在原方基礎上加理氣助運的陳皮、焦楂曲即可達補而不膩的目的。

9. 參子升白湯 ❾

【藥物組成】黨參、黃芪各20克，菟絲子15克，當歸10克，甘草3克。

【加減變化】偏重脾氣虛者，加重黨參以補脾益氣；如腹脹納差者可酌加雞內金、砂仁；如偏重腎虛者，加重菟絲子以補腎益精；如發現腎陽虛者，可酌加淫羊藿；如偏腎陰虛者，則酌加枸杞子、女貞子以滋陰補腎。

【功效】補腎健脾，益氣養血。

【適應病症】白血球減少症，氣血兩虧者。

【臨床療效】治療39例，其中顯效（自覺症狀消失，白血球大於4×10^9/L，停藥2個月無復發）25例；有效（自覺症狀減輕，白血球比治療前增加$(0.5\sim1.0)\times10^9$/L）10例；無效（自覺症狀沒有減少，白血球增加不超過0.5×10^9/L）4例。總有效率89.7%。

【經驗體會】白血球減少症，屬中醫「血虛」、「虛勞」範疇。脾腎功能的盛衰是本病的主要病機。筆者治療本病，立足整體，著眼脾腎。因腎為先天之本，主骨生髓藏精，精髓豐則血液充盈，所謂「血生於精，精血同源；脾為後天之本，主運化水穀精微，為生化氣血之源」。培補脾腎，可促進骨髓造血功能之恢復。參子升白湯重用黨參補益脾氣，以壯氣血化生之源；重用菟絲子，意取其味甘性平補肝腎，益精髓；又配黃芪、當歸，其意是有形之血，生於無形之氣，方中重用黃芪大補脾肺之氣，生血之源，用當歸益血和營，如此則陽生陰長氣旺血生。全方合用

---

❾ 龍錦烺等，〈自擬參子升白湯治療白血球減少39例〉，《安徽中醫臨床雜誌》，1998，(1)：18。

脾腎兩旺，水穀精微豐盛，精髓生血力強，故血中白血球得以增升，現代藥理研究發現，健脾補氣藥黨參，其所含黨參花粉多醣，具有增強網狀內皮系統吞噬功能及增加機體免疫能力，黨參還具有促進新陳代謝和白血球生成之功能；黃芪，具有增強人體免疫及促進腎上腺皮質激素合成與分泌之功能，而腎上腺皮質激素是骨髓造血的啟動劑，它可使各種有害因素引起低功能及缺氧狀態下的造血幹細胞功能迅速恢復；補腎藥菟絲子、枸杞子所含菟絲子多醣，具有激發骨髓造血功能增生，改善釋放功能障礙之作用；全方合用，骨髓造血功能能迅速恢復，白血球之生源旺盛，血液中之白血球能迅速增升。加之本方諸藥都具有增加機體免疫功效，服藥後機體抗病能力增強，因此症狀消失迅速。

10. 生白飲 ❿

【藥物組成】西洋參15克，石斛15克，百合15克，竹茹10克，阿膠10克，當歸6克，白芍10克，虎杖12克，蒲公英15克，山楂10克，炒枳殼10克，三七粉3克，珍珠粉3克。

【加減變化】血瘀者加丹參15克，桃仁10克；噁心嘔吐者加法夏10克，陳皮6克；心悸不寧、失眠多夢者加琥珀3克，棗仁10克。

【功效】益氣養陰，扶正祛邪。

【適應病症】放化療後白血球減少症。

【用藥方法】日1劑，水煎2次，取汁400毫升，分3次服。

【臨床療效】治療30例，經用藥4週後，其中顯效10例，有效15例，無效5例，總有效率83%。服藥6週後，顯效12例，有效14例，無效4例，總有效率87%。

【經驗體會】中醫藥在癌症綜合治療中，尤其在改善機體免疫機能，促進造血與防止放化療的副作用方面得到肯定。生白飲以西洋參為主藥，

---

❿　黨克軍，〈生白飲治療放化療後白血球減少症30例〉，《河南中醫藥學刊》，1999，(5)：59。

益氣養陰，扶正固本，提高機體免疫功能；佐以石斛、百合、竹茹、焦山楂、炒枳殼，保護脾胃之陰，生津止渴，降逆止嘔，促進脾胃之運化；三七、珍珠粉、當歸、白芍、阿膠、虎杖、蒲公英清熱解毒，活血生血，祛腐生新。諸藥配伍，共奏益氣養陰，扶正祛邪之功，本研究提示生白飲在放化療過程中，對防止白血球下降有較好的作用。

㈡肝腎陰虛

1. 雞血藤湯 ⓫

【藥物組成】熟地24克，杭芍18克，當歸12克，枸杞子24克，山萸肉24克，雞血藤30克，黃芪30克，鎖陽9克，巴戟天12克，補骨脂12克。

【加減變化】脾虛者加生山藥30克，生麥芽30克，生白朮30克；腎虛者加女貞子24克，旱蓮草30克。

【功效】補益肝腎，滋養陰血。

【適應病症】白血球減少症，證屬肝腎虧虛，陰血不足，精髓失養者。

【用藥方法】1日1劑，水煎分2次服。

【臨床療效】治療36例，全部治癒（白血球升至4×10^9/L以上，連續6個月內保持正常）。

【經驗體會】白血球減少症屬中醫的「虛勞」範圍，由精髓不足、氣血虧虛所致。筆者採用了自擬雞血藤湯治療36例均治癒。由於病因的不同（藥物、疾病等），臨床症狀消失的時間各異。方中萸肉、熟地、杭芍、當歸皆為養血生血藥，對藥物及其他原因所致的白血球下降有使其升高作用，並能使血清白蛋白增多；黃芪大補脾肺之氣，以資生血之源，並能促進白蛋白的合成；與當歸相伍，養血和血，則陽生陰長，氣旺血生；雞血藤近年用來治療腫瘤因放療引起的白血球減少，收效迅速而持

⓫ 劉秉麟，〈雞血藤湯治療白血球減少症36例〉，《山東中醫雜誌》，1985, (5): 22。

久；枸杞子養肝血，故護肝的作用較明顯，並能促進造血功能，而使得氣血得以旺盛；鎖陽、巴戟天、補骨脂大補元氣、益精血。

2.滋陰補腎湯 ⓬

【藥物組成】山萸肉30克，山藥、枸杞子、牛膝、熟地各15克，龜板、阿膠、鹿角膠各6克，菟絲子20克，白朮、砂仁、陳皮各9克。

【加減變化】白血球生長緩慢者加黃芪、女貞子；伴有血小板減少者加大棗9克，阿膠12克，黃精24克。

【功效】滋陰補腎，養血益肝。

【適應病症】惡性腫瘤化療後白血球減少症，證屬陰血不足，骨髓失於充養者。

【用藥方法】1日1劑，水煎分2次服。

【臨床療效】治療26例，有效25例，占96.2%；無效1例，占3.8%。療效出現時間最短2天，最長7天，平均4.5天。

【經驗體會】根據中醫「腎主骨、生髓」和《內經》「年至四十，陰氣至半，起居衰矣」及朱丹溪「陽常有餘，陰常不足」等中醫基本理論，結合現代藥理研究，以滋陰補腎為大法治療本病，填補腎精，使腎精充足，骨髓生化有源。有資料表明，方中大多數藥物，如枸杞、熟地、山萸肉、菟絲子、山藥，對化療後引起的白血球減少有不同程度的升高作用。臨床實踐證明，本方治療化療後白血球減少症，療效肯定、療效短、無副作用，且能改善化療中出現的乏力、噁心、食慾減退等反應。

3.黃精二至煎 ⓭

【藥物組成】黃精、旱蓮草、女貞子、太子參、仙鶴草各15克，生

⓬ 周凱巨集等，〈滋陰補腎為主治療化療後白血球減少症26例〉，《四川中醫》，1993，(8)：23。

⓭ 張德超，〈黃精二至煎治療白血球減少症64例療效觀察〉，《新中醫》，1993，(12)：25。

地、當歸各10克。

【加減變化】氣虛者加白參；血虛者加枸杞子；便溏者去生地；腰膝痠軟、畏寒者加山茱萸、巴戟天、菟絲子。

【功效】補肝腎，益精血。

【適應病症】白血球減少症，證屬肝腎精血不足者。

【用藥方法】1日1劑，水煎分2次服，連服10～25劑。

【臨床療效】治療64例，顯效46例，占71.9%；好轉16例，占25%；無效2例，占3.1%。總有效率96.9%。

【經驗體會】本方之旨，以培補脾肝腎，益氣滋營養血立法。方中黃精「主補中益氣」(《別錄》)，「養脾陰」(《本草便讀》)，「補諸虛，填精髓」(《綱目》)，「平補氣血」(《本草從新》)；女貞子、旱蓮草 (即二至丸)，善補肝腎，益陰血，以充陰血之本；太子參多益氣生血，助二至益陰補血；仙鶴草有療血虛、衰弱之功。全方共奏益脾氣，養脾陰，滋肝腎，充營血之效。本方治療白血球減少症效果良好，且無副作用。但以對營血虧損，氣陰兩虛者，效果較好，而對兼陽虛者，效果稍差。

4.烏雞白鳳丸 ⑭

【藥物組成】烏骨雞、鹿茸、鹿角膠、龜板膠、阿膠、黨參、人參、黃芪、白朮、茯苓、甘草、熟地、當歸、白芍、川芎、丹參、益母草、枸杞子、川續斷、砂仁、香附、元胡、黃芩、白薇。

【加減變化】根據病情變化，必要時配合湯劑內服。

【功效】補肝腎，益精血。

【適應病症】白血球減少症，主要表現為頭暈、乏力、腰酸、失眠等肝腎精血不足症狀者。

【用藥方法】製成丸劑。每次6克，1日2次，同時配合刺五加片，每

---

⑭ 張沛崧，〈烏雞白鳳丸合刺五加片治療白血球減少症30例〉，《新中醫》，1994，(5)：21。

次4片，每日3次。15天為1療程。

【臨床療效】治療30例，顯效21例，占70%；有效7例，占23.3%；無效2例，占6.7%。總有效率93.3%。

【經驗體會】本病患及心、肝、脾、腎，而重在脾、腎，故治療上常採用補脾益氣，補血養血，強腎補髓之法，其作用機制主要是通過培補脾腎，綜合調節脾腎的功能，而使精血自生，達到治療本病的目的。用烏雞白鳳丸與刺五加片合用共建補氣養血，壯腎健脾，扶正固本之功。

5.絞貞湯 ⑮

【藥物組成】絞股藍、女貞子、雞血藤各30克，補骨脂15克。

【功效】補益肝腎。

【適應病症】惡性腫瘤病人放、化療後白血球減少症，證屬陰血不足者。

【用藥方法】1日1劑，水煎分2次服。

【臨床療效】治療80例，總有效率90%。白血球恢復正常最短者2天，最長者8天，平均4.65天。

【經驗體會】現代醫學認為放、化療引起白血球減少與骨髓抑制有關。中醫則提出「腎主骨、生髓」，認為骨髓的造血功能與「腎」有一定關係。絞貞湯中用女貞子補腎滋陰；補骨脂補腎助陽；佐以雞血藤補血活血，著眼於補腎養血。有形之血不能驟生，有賴無形之氣，陽生而能陰長。脾胃為氣血生化之源，方中應用健脾益氣之功的絞股藍，同時起到協同作用，因而收效較佳。現代研究也證明絞股藍含有與人參皂貳結構相同的物質，並有升高白血球作用。另外，中醫認為放、化療的毒副作用屬於熱毒，而絞股藍的清熱解毒也可能起到一定作用。

---

⑮ 劉少翔等，〈絞貞湯治療放化療引起白血球減少80例〉，《遼寧中醫雜誌》，1994，(7)：310。

6. 左歸丸 ⑯

【藥物組成】當歸12克，熟地10克，淮山15克，枸杞10克，茱萸10克，菟絲子15克，鹿角膠8克，龜板膠8克，雞血藤15克，女貞子10克，補骨脂10克，生黃芪25克，炙甘草8克。

【功效】益氣補血、滋陰補陽。

【適應病症】白血球減少症。

【用藥方法】上藥加水500毫升，浸泡20分鐘，文火煎煮至100毫升，共煎2次，煎液合為一起，濾液瓶裝，每天早、晚飯前各溫服100毫升。1日1劑，2週為1療程。

【臨床療效】近期治癒（症狀消失，白血球總數增加至$5×10^9$/L以上，停藥後3週白血球總數不低於$5×10^9$/L）12例；顯效（症狀消失，白血球總數不低於$4×10^9$/L，在治療過程中一直維持較好血象者）23例；有效（症狀基本消失，白血球計數較治療前增加$(0.5～1.5)×10^9$/L）9例；無效（治療後症狀無改善，白血球計數未見升高者）0例。總有效率100%。

【經驗體會】白血球減少症屬中醫「虛勞」、「血虛」範疇，病機可涉及心肝脾腎，但主要在脾、腎兩臟。因為從中醫學的角度來看血的生成與脾腎關係最為密切。血者水穀精微，生化於脾，而脾的這一功能須賴於腎的元陽真火之溫煦，方能使清氣上升，宗氣宣散，衛行脈外，營行脈中，脾虛則運化無權，甚者運化無源；腎虛則髓不得滿，溫運無力，從而發展為血虛證。儘管白血球減少症的原因很多，但其臨床症狀主要表現為「虛」，而且是「血虛」。所以，對本病的治療要抓住溫脾、滋腎、填精、補髓這幾個關鍵，最終達到生血的目的。至於以補陽為主，還是補陰為主，則可根據病人的具體情況和不同的階段而定。總之，治療本病必須著眼於「虛」的方面進行調衡。

⑯ 周燦等，〈左歸丸為主治療白血球減少症44例臨床觀察〉，《湖南中醫雜誌》，1998，(2)：9。

　　筆者以左歸丸為主加味為基本方藥治療本症。左歸丸本係純甘壯水之劑，方中熟地、枸杞、山茱萸、菟絲子滋補肝腎之陰；龜鹿二膠填精補髓；山藥溫運脾胃以健運化（方中牛膝一般不用），此6味藥組成以治腎水不足，營衛乏滿之精髓內虧，津液枯涸虛損傷陰之症。另在本方中加入補骨脂、女貞子以滋肝腎之陰；黃芪、炙甘草益氣溫脾；以當歸、雞血藤養血而化瘀，整個組方益氣、補血、滋陰、補陽於一爐，以收脾腎兩調，陰陽雙補之功。現代藥理學研究報導，補骨脂、黃芪、山茱萸、雞血藤、枸杞、菟絲子均有促進骨髓造血機能，抑制脾臟殺傷白血球，且有提升血液中白血球的作用，所以在左歸丸中加入上述藥物，就能目標集中地強化對白血球減少症治療的針對性，療效更為顯著，亦能達到穩定血液中白血球總數的功效。

(三)脾腎陽虛

1.（陶氏）升白湯 **⓱**

　　【藥物組成】補骨脂30克，菟絲子、山萸肉、淫羊藿各15克，雞血藤、黃芪各30克，當歸、鹿角膠各10克，甘草5克。

　　【加減變化】陰虛者加白芍10克，熟地15克；血瘀加丹參30克，三七6克。

　　【功效】溫補脾腎，養血填精。

　　【適應病症】白血球減少症，屬腎陽虛者。

　　【用藥方法】1日1劑，水煎分2次服，半個月為1療程。

　　【臨床療效】治療53例，近期治癒24例，占45.3%；顯效16例，占30.2%；有效8例，占15.1%；無效5例，占9.4%。總有效率90.6%。

　　【經驗體會】本病從症狀看雖屬氣血虧虛，但究其病根，則應責之

⓱ 陶日卿，〈升白湯治療白血球減少症53例療效觀察〉，《中醫藥資訊》，1996，(1)：24。

於腎，臨床上且以腎陽不足不能鼓舞陽氣為多見，蓋因腎陰腎陽即人體元陰元陽，是人體物質和功能的基礎，也是抵抗病邪侵犯的根本，且腎精不足是常見的病理變化之一。因精血同源，補益腎精實含有補血之意，故《素問‧金匱真言論》曰：「夫精者，生之本也」。因此筆者擬升白湯以溫補腎陽為組方原則，使之溫振腎陽，釜底增薪，遂獲良好。

2.升白片 ❸

【藥物組成】補骨脂30克，淫羊藿15克，胎盤粉15克，女貞子60克，山萸肉15克，黃芪30克，大棗30克，當歸15克，丹參15克，雞血藤60克，三七粉9克，虎杖30克。

【功效】健脾補腎，養血化瘀。

【適應病症】白血球減少症，屬脾腎不足者。

【用藥方法】以上藥物粉碎，製成片劑。每片含生藥1.85克。臨床觀察分兩組，化療組第1個療程均不用任何升白血球藥物，第2個療程併用升白片治療，每次5片，每日3次。非化療組每次服升白片5片，每日3次，2週為1療程，治療1～4個療程。

【臨床療效】治療223例，其中化療組46例，顯效26例，占56.5%；有效18例，占39.1%；無效2例，占4.4%。總有效率95.6%。非化療升白片組177例，近期治癒87例，占49.2%；顯效51例，占28.8%；有效18例，占10.2%；無效21例，占11.9%。總有效率88.1%。

【經驗體會】白血球減少症屬中醫「虛勞」、「血虛」範疇。中醫認為血的生成與脾腎關係最為密切，脾虛則生化無源，腎虛則髓不得滿，從而血虛之證發生。本證屬虛勞，虛可留瘀。本組病例中有28例舌質紫暗或有瘀斑，60例有肝大，23例有脾大等瘀血證表現。因此，治療本症當益脾腎，重在補腎，且應養血化瘀；在補腎中陰陽俱補，略側重補陽。

---

❸ 任晉源等，〈升白片治療白血球減少症的臨床及實驗研究〉，《中醫雜誌》，1988，(1)：32。

升白片方中的補骨脂、淫羊藿、胎盤粉、女貞子、山萸肉、黃芪、雞血藤、虎杖等均有提升白血球的作用，筆者的實驗證明升白片具有促進小鼠骨髓幹細胞的增殖作用，其使用可能與該藥的升高白血球效果有關。

3. 升白沖劑 ⓭

【藥物組成】淫羊藿、黃精、附子、雞血藤、益母草、甘松、枳殼、甘草。

【功效】溫腎助脾，理氣活血。

【適應病症】白血球減少症，證屬腎虛脾弱，氣滯血瘀者。

【用藥方法】製成沖劑，每包35克，每次1包，每日3次。

【臨床療效】治療30例，平均用藥9.6天，其中，顯效21例，占70%；有效7例，占23.3%；無效2例，占6.7%。總有效率93.3%。

【經驗體會】中醫認為白血球減少症歸屬「虛勞」「血虛」範疇。與五臟的關係密切，尤其與腎虧、脾虛更為密切。腎為先天之本，主骨、生髓、藏精、化血，「精血同源」，精血不足，髓不得滿，則血難生化；脾為後天之本，脾能益氣，又能生血，故有「脾為氣血生化之源」的說法，脾虛使氣血生化無源，血質改變，臨床上出現頭昏、乏力、氣短、食慾不振等症。根據上述機理，升白沖劑選用淫羊藿、製附片補腎壯陽；雞血藤、益母草補腎、滋陰、養血、活血；黃精、枳殼、甘松、甘草補脾、益氣、行氣。諸藥共用達到補腎、補脾、益氣、活血之功能。

4. 補腎益精升白湯 ⓮

【藥物組成】菟絲子、補骨脂、巴戟天、杜仲、山萸肉、白朮各10克，枸杞子、茯苓、鹿角膠、龜板各12克，黃芪30克，紅參5克。

【加減變化】失眠多夢加酸棗仁；食納不振加雞內金、神曲；盜汗

⓭ 梁貴章，〈升白沖劑治療白血球減少症療效觀察〉，《實用中西醫結合雜誌》，1990，(5)：277。

⓮ 陳維初，〈從腎論治白血球減少症78例〉，《陝西中醫》，1994，(2)：50。

加五味子；頭昏眼花加菊花。

【功效】溫腎健脾，補益精氣。

【適應病症】白血球減少症，證屬腎精虧虛者。

【用藥方法】1日1劑，水煎分2次服。

【臨床療效】治療78例，臨床治癒32例，占41%；顯效29例，占37.2%；好轉12例，占15.4%；無效5例，占6.4%。總有效率93.6%。

【經驗體會】白血球減少症屬中醫「虛勞」範疇。《內經》謂：「精氣奪則虛」。腎藏精，精血同源，腎精不足則血亦少。腎陽虛，脾失溫煦，運化失常，攝納減少，氣血生化乏源則白血球減少，同時出現頭昏乏力、或怕冷、腰腿痠軟、易感冒。腎陰虛，水不濟火，導致心陽亢盛，影響「心生血」，出現白血球減少，並有心悸、失眠、多夢等症。因此，白血球減少與腎關係最密切。即使有脾虛證，但「補脾不若補腎」，補脾「常須暖補腎氣」。故筆者提出白血球減少症應從腎論治的觀點。前賢有「損其腎者益其精」之訓。方中菟絲子、補骨脂、杜仲、巴戟天補腎壯陽，鹿膠、龜膠、棗皮、北杞益腎填精，又能補血滋陰，並於陰中求陽，即《內經》：「精不足者，補之以味」之意。因有形之血生於無形之氣，配紅參、白朮、茯苓、黃芪補脾肺之元氣，以裕生血之源。如此則陽生陰長、氣旺血生。臨床觀察，本病以陽虛多見，若運籌劑量及加減，可統治腎虛各型白血球減少症而獲滿意療效。

5. 健脾益腎沖劑 ㉑

【藥物組成】黨參、白朮、菟絲子、補骨脂、女貞子、枸杞子。

【功效】健脾益腎，調補陰陽。

【適應病症】白血球減少症，證屬脾腎不足，陰陽不調者。

【用藥方法】製成沖劑，每次30克，1日2次沖服。30天為1療程。

㉑ 郭良耀，〈健脾益腎沖劑治療白血球減少症200例臨床觀察〉，《福建中醫》，1991，(5)：21。

【臨床療效】治療200例，其中顯效120例，占60%；有效50例，占25%；無效30例，占15%。總有效率85%。

【經驗體會】按中醫辨證本病屬於「虛勞」、「血虛」範疇，與脾腎虧虛有密切關係。腎藏精需脾生化之源，脾之運化有賴於腎陽之溫煦。故健脾益腎方有補脾益腎生髓之功能，是治療白血球減少症的理論依據。明代張景岳認為治脾宜溫養，治腎宜滋潤。本方由6味中藥組成，方中黨參甘平，益氣補中；白朮甘溫，健脾運濕；枸杞甘平，滋陰補腎；女貞子甘苦微寒，滋陰益精；菟絲子甘平，補益腎氣；補骨脂辛溫，溫補命門。全方補而不滯，溫而不燥，突出健脾益腎，對各種病因所致白血球減少症及原因未明的白血球減少者有較好的療效。

6.健脾復血湯 ㉒

【藥物組成】枸杞子、首烏、菟絲子、杜仲各30克，黃芪、雞血藤各50克，鹿角膠20克，太子參、補骨脂、巴戟天、紫河車各25克，冬蟲夏草、黑木耳、當歸各30克。

【加減變化】白血球降低明顯者加女貞子30克；血紅蛋白降低明顯者加阿膠30克；血小板降低明顯者加卷柏20克；血漿蛋白低者加黃芪至100克。

【功效】健脾補腎，養血填精。

【適應病症】惡性腫瘤病人化療中骨髓抑制，出現外周血白血球減少者。以脾腎兩虛，精血不足為主要表現者最為合適。

【用藥方法】以文火煎3次，每次30分鐘，共得藥汁300毫升，分3次口服。另用紫河車粉20克，裝入膠囊中，分3次與湯劑同服。

【臨床療效】治療33例，顯效30例，占90.9%；無效3例，占9.1%。總有效率90.9%。

㉒ 馬風友，〈健脾復血湯治療化療中骨髓抑制的臨床觀察附33例分析〉，《吉林中醫藥》，1991，(6)：11。

【經驗體會】健脾復血湯健運脾胃，可促進生化之源，補骨添髓，培固先天之本，益氣生血更資助生養之泉。方中菟絲子、補骨脂、巴戟天、冬蟲夏草補腎之陽，使陰得陽升而生化無窮；枸杞子、杜仲、雞血藤、黑木耳補腎之陰，使陽得陰助而源泉不竭，至於參芪益氣，當歸補血，鹿角膠、紫河車資生氣血，共奏陰陽調、氣血充，相宜服之，則骨髓功能恢復。

二、統治驗方

1.石葦大棗湯 [23]

【藥物組成】石葦30克，大棗10克。

【加減變化】白血球低於3×10^9/L者，加菟絲子、枸杞子、雞血藤；頭暈目眩、自汗乏力加黃芪、黨參、雞血藤；肢冷、畏寒、腰膝痠軟加附片、菟絲子；咽乾、自汗、手足心熱加女貞子、旱蓮草、生地；食少便溏加白朮、黨參。

【功效】扶正利濁。

【適應病症】白血球減少症。

【用藥方法】1日1劑，水煎分2次服。

【臨床療效】治療47例，全部顯效。其中服藥6劑白血球上升至4×10^9/L以上者45例，占95.8%；12劑者2例，占4.2%。

【經驗體會】從臨床觀察發現，石葦、大棗對原因不明的慢性特發性粒細胞減少症，有較明顯的療效，多數患者在服用5劑後，可使白血球有較明顯的升高。使用本方的明顯優點還在於病人服藥後食慾增加，精神轉佳，無失眠和疲乏感覺。但據臨床觀察，本方劑量很重要。石葦用量必須在25克以上才能顯示較好療效，常用量為石葦30克，大棗10克。

---

[23] 李文海，〈石葦大棗湯治療白血球減少症47例小結〉，《湖南中醫雜誌》，1992，(1)：7。

2.升血靈湯 ㉔

【藥物組成】大黃6〜9克（後下），土元4.5〜6克，香附10克，白朮、甘草、茯苓各15克，黃芪20克，生地30克，人參2〜5克。

【加減變化】食慾不振者，加山楂、建曲、陳皮；腹瀉者，加厚朴、黃連；便秘者，加大黃；疼痛者，加元胡、川楝子、烏藥；血尿者，加仙鶴草、花生衣。

【功效】益氣健脾，活血通絡。

【適應病症】惡性腫瘤化療後白血球減少者。

【用藥方法】1日1劑，水煎分2次服。

【臨床療效】治療72例，其中顯效56例，占77.8％；有效14例，占19.4％；無效2例，占2.8％。總有效率97.2％。

【經驗體會】「生血靈湯」中的人參、黃芪、白朮、茯苓、生地均扶正補氣，可糾正氣血虛弱，增強機體免疫力，升高白血球、血小板數值；大黃可增加血小板和促進凝血，大黃與地鱉蟲並用兼有抑癌作用。實驗研究表明，「生血靈湯」可使化療後減少的白血球、血小板升高，其總有效率可達97.22％，且用藥後生效快。從5例曾行免疫球蛋白和骨髓穿刺檢查者表明，並使已降低的IgA、IgG、IgM值均升高，並可使已受抑制的骨髓出現骨髓增生現象。

3.愚魯湯 ㉕

【藥物組成】黨參15克，銀柴胡、生薑各6克，大棗20克。

【加減變化】腎精不足者加熟地、女貞子；腎陽不足者加補骨脂、仙靈脾、淫羊藿。

㉔ 朱憶，〈升血靈湯治療化療後白血球血小板減少72例〉，《上海中醫藥雜誌》，1992，(12)：29。

㉕ 陳夢麟，〈愚魯湯治療白血球減少症54例療效觀察〉，《時珍國藥研究》，1994，(1)：9。

【功效】補中氣，調脾胃，清虛熱。

【適應病症】白血球減少症，證屬氣虛、脾胃不調、虛勞內熱者。

【用藥方法】1日1劑，水煎分2次服。30日為1療程。

【臨床療效】治療54例，其中顯效27例，占50%；有效21例，占38.9%；無效6例，占11.1%。總有效率88.9%。

【經驗體會】根據白血球減少症的臨床表現，本病屬中醫「虛勞」、「血虛」等範疇。中醫認為「血者水穀之精也，生化於脾」，若脾虛則血之生化無源。愚魯湯重用黨參、大棗補氣養血健脾；生薑溫中益脾胃；銀柴胡在《本草綱目》中有主治「**勞之羸瘦，下氣消食，宜暢氣血**」作用。四藥相伍，具有補氣血，健脾胃作用。脾強則氣足，氣足則血旺。

4. 生血膠口服液 ❷⑥

【藥物組成】白鳳膠10克，江山脂10克，玉露汁10克。

【功效】養血滋陰補精。

【適應病症】惡性腫瘤化療後白血球減少者。

【用藥方法】以上三藥混和，加砂糖與防腐劑適量，製成口服液。每支30毫升含生藥10克。每次1支，1日3次，連用7天為1療程。

【臨床療效】治療329例，顯效102例，占31%；良效126例，占38.3%；有效59例，占17.9%；無效42例，占12.8%。總有效率87.2%。

【經驗體會】生血膠口服液選用性味甘、苦、平、無毒的三味藥物製成，具有養陰養津、益氣補血的功用。筆者從長期從事腫瘤工作中觀察到，化療藥物所致的白血球減少症，其臨床表現以「氣陰兩虛型」最為多見。當給予具有針對其主要病機的生血膠治療後，能使虧損之陰血得到補充，因化療藥物造成的氣血紊亂得到糾正，從而使氣血陰陽恢復相對的平衡，則使血象得以回升。筆者用本藥治療氣陰兩虛型和陰虛型

---

❷⑥ 周志東等，〈自擬生血膠口服液治療化療後白血球減少329例〉，《上海中醫藥雜誌》，1994，(8)：26。

的升白血球療效特別顯著，而生血膠對於屬單純陽虛型和氣虛型的療效
欠佳。

5.護正固衛湯 ❷

【藥物組成】土大黃、龍葵、生黃芪各30克，黨參、扁豆花、紫草
各15克，當歸、白朮各10克，黑潞菇40克。

【加減變化】心脾兩虛，症見頭暈氣短，四肢痠軟無力，心慌心煩，
動則汗出，納呆消瘦，失眠多夢，大便溏薄，舌淡苔白，脈沈細，加桂
圓肉、淮小麥、白朮各15克，石蓮子、炙黃芪、天竺黃各10克，安息香
4克；肝腎陰虛，症見頭暈目眩，精神萎靡，腰膝痠軟，胸悶噯氣，五心
煩熱，舌質紅，脈弦，加枸杞子、菊花各15克，阿膠珠、龜板各10克，
生地、陳皮各20克；久熱不退，熱毒內陷，症見高熱持續不退，咽部紅
腫，呼吸氣促，面色漲紅，煩躁，眩暈，心慌，倦怠無力，納呆，口乾
不欲飲，舌深紅，苔黃，脈數有力，加金銀花、板藍根各20克，石菖蒲、
酒大黃、黃芩各10克；痰凝濕阻，症見全身滯重，頭悶如裹，胃脘滿悶，
煩滿不渴，腰痛腿酸，小便混濁，面目浮腫，舌紅，苔白膩，脈濡，加
萆薢、生苡米、蒼朮各15克，砂仁、滑石、澤蘭各10克，荷葉6克。

【功效】益氣健脾，清熱解毒。

【適應病症】白血球減少症。

【用藥方法】每日1劑，水煎分早、晚3次服。小兒用量酌減。

【臨床療效】108例經治後，治癒（臨床症狀消失，白血球恢復正常）
93例；有效（臨床症狀明顯好轉，白血球恢復正常但不穩定）15例。總
有效率100%。

【經驗體會】白血球減少表明人體的防禦和抗病能力低下，但治療
白血球減少症不能只用補法，病因不同，治法有異，同病異治是中醫特

❷ 張書林，〈自擬護正固衛湯為主辨治白血球減少症108例〉，《國醫論壇》，1997，
(60)：33。

點之一。虛是白血球減少症之本，大量病例表明，有的因虛致病，有的因病致虛。辨證越精確，治療效果就越好。致病之因不同，治法絕不能執一。護正固衛湯中黨參健脾益氣；土大黃、龍葵清熱解毒；扁豆花健脾涼血；當歸補血活血；生芪、白朮補氣健脾，使氣旺則血旺；黑潞菇芳香悅胃。現代藥理研究表明，全方除黨參外，其他藥物都有升白血球作用，特別是土大黃、黑潞菇升白血球作用尤佳。

6. 二參升白湯 [28]

【藥物組成】太子參25克，丹參、黃芪各20克，黃精12克，雞血藤30克，白朮10克，當歸、白茯苓、山藥、熟地各15克，炙甘草5克。

【功效】益氣養陰，活血生血

【適應病症】化療後白血球減少症。

【用藥方法】上藥加水800～1000毫升浸泡1小時，煮開後文火煎30分鐘，取藥液150毫升，再加水500毫升，如前法煎取，共3遍，取藥液500毫升左右，每日3次分服，2週為1療程。

【臨床療效】治療30例，其中顯效16例，有效12例，無效2例，總有效率93.3%。

【經驗體會】癌腫屬中醫的「積病」範疇，而抗癌化療藥物是一種有毒之物攻積治療，在此過程中不免對人體造成損害，故傷陰耗氣，損津灼液，致肺脾氣虛，脾腎陰虧，氣血兩虛。肺主氣，為水之上源，脾主運化，為氣血化生之源，腎主骨生髓，藏精生血，故本病宜以益氣養陰、潤補肺脾腎為治療原則。本方係人參養營湯化裁而來，汪昂《醫方集解》說人參養營湯「治脾肺氣虛，榮血不足，驚悸健忘，寢汗發熱，食少乏味，身倦肌瘦，色枯氣短，毛髮脫落，小便赤澀」。筆者在此基礎上增加了補腎填精，養血活血之類，刪去了養心寧神的五味子、遠志等

---

[28] 張祥官，〈自擬二參升白湯治療化療後白血球減少症30例〉，《安徽中醫臨床雜誌》，1998，(1)：19。

藥。方以太子參、黃芪補氣養肺；白朮、白茯苓、山藥、炙甘草健脾補脾，促進運化；黃精、熟地補腎填精；丹參、雞血藤、當歸養血活血，促進血液再生。諸藥合用，有益氣養陰，活血生血之功，臨床可根據原發病灶情況及症狀表現適當加味，療效尚好，有利化療繼續。

7. 鮮汁飲 ㉙

【藥物組成】鮮懷生地、鮮小薊、鮮蒲公英、鮮白茅根、羚羊角粉、玳瑁。

【功效】養陰清熱、涼血解毒。

【適應病症】急性白血病。

【用藥方法】前4味榨汁與後2種粉末劑混勻後裝250毫升瓶中，每日1瓶，分2～3次搖勻服用，服時加溫。

【臨床療效】治療30例，其中完全緩解23例，占76.67%；部分緩解3例，占10%；未緩解4例，13.33%。總有效率86.67%，在獲完全緩解的23例中，服藥時間最長180天，服藥時間最短12天，平均服藥時間為51.87天。

【經驗體會】鮮汁飲的顯著特點有二個，一是「超量」，二是「藥鮮」。所謂「超量」即是超常規劑量，鮮汁飲的藥物組成具有很強的養陰清熱、涼血解毒之功效。若非常之病而用尋常之量，猶如杯水車薪，雖藥證相符，也無濟於事，只有加大用量，才能起到治療作用。所謂「藥鮮」，是指鮮藥的自然汁鮮汁純，氣味俱濃，含有大量的活性物質，其養陰清熱、涼血解毒的有效成分大大優於乾藥。鮮汁飲治療急性白血病之所以療效滿意，就在於選用的幾味鮮中藥汁，具有甘寒、清熱、解毒、養陰、涼血、恢復陰陽平衡和造血功能的作用。方中生地甘寒，滋陰養血，為君藥；小薊甘涼，涼血解毒消痛，為臣藥；蒲公英甘苦、寒，清熱解毒；

㉙ 孫一民等，〈鮮汁飲治療急性白血病30例臨床分析〉，《河南中醫藥學刊》，1999，(6)：31。

白茅根甘寒，涼血止血，清熱利尿；羚羊角鹹寒，清熱解毒，清肝明目；玳瑁甘寒，定驚，清熱解毒，共為佐使。中藥治療，不殺傷健康細胞，不損傷元氣，可收釜底抽薪之效，這正是中藥的優勢。

8.黃芪桂枝五物湯 ❸

【藥物組成】黃芪50克，白芍10克，桂枝10克，太子參20克，補骨脂15克，紅棗20克，炙甘草5克。

【功效】益氣補腎，調和營衛。

【適應病症】白血球減少症。

【用藥方法】日1劑，文火煎2次取藥汁600毫升，分2次溫服，10天為1療程。

【臨床療效】128例患者經治後，顯效（症狀消失，白血球計數較治療前增加1.5×10^9/L～2×10^9/L）79例，占61.7%；有效（症狀消失，白血球計數較治療前增加，大於0.5×10^9/L，但小於1.5×10^9/L。總數大於4×10^9/L，停藥後觀察4個月仍不低於4×10^9/L者）37例，占28.9%；無效（經治療4個療程，症狀部分消失，白血球總數上升值不足0.5×10^9/L）12例，占9.4%。總有效率90.6%。

【經驗體會】黃芪桂枝五物湯出自《金匱要略・血痹虛勞脈證篇》，原為血痹營虛衛弱而設。筆者在臨床治療中觀察到白血球減少病人多神疲乏力，易患感冒，顯屬營虛衛弱之候，與黃芪桂枝五物湯病機契合，故投用本方。方中黃芪、太子參、炙甘草補氣固表，能促進白血球生成、發育和成熟，能促使紅白血球、網織紅血球、巨核細胞恢復到正常水準；桂枝、白芍、紅棗調營和衛，亦能促進紅白血球生成；補骨脂補腎，能對抗抑制骨髓造血功能，有促進白血球回升之作用。綜觀本方，集益氣補腎、調和營衛、促進白血球生成之品於一體，故療效較佳，且停藥後不易復發。

---

❸ 李濟民，〈黃芪桂枝五物湯治療白血球減少症128例〉，《國醫論壇》，2000，(4)：9。

第八章　紅血球增多症

　　紅血球增多症是一組證候，該證大致可分為相對性增多與絕對性增多兩類。絕對紅血球增多症是由於紅血球數量真正增多，按病因又可分為原發性與繼發性。原發性紅血球增多症即真性紅血球增多症（簡稱「真紅」），是以紅細胞異常增殖為主的一種慢性骨髓增殖性疾病，臨床特徵是皮膚紅紫，脾臟腫大以及血管及神經性症狀，血液學特徵是紅血球量及全血總容量的絕對增多，血粘滯度增高，多見於中老年人，偶見於青年及幼兒。繼發性紅血球增多症多由於組織缺氧或異常紅血球生成素增加（如高山病、紫紺型先天性心臟病、腎母細胞瘤），以高原性紅血球增多症為多見，臨床以紫紺、頭痛、頭昏、全身無力、肝脾腫大等症狀為主，屬中醫「瘀血」範疇。

1. 加味龍膽瀉肝湯 ❶

　　【藥物組成】龍膽草30克，梔子12克，黃芩12克，生地黃21克，車前子15克，柴胡9克，澤瀉12克，木通9克，當歸12克，枳殼12克，大黃12克，甘草6克。

　　【功效】清熱利濕，行氣活血。

　　【適應病症】高原性紅血球增多症，屬肝膽濕熱者。症見頭痛頭暈，食少腹脹，胸悶脅痛，尿少而黃，舌紅或暗紅，苔多黃膩，脈多弦滑數。

　　【用藥方法】以上諸藥，每劑水煎2次，濾其藥汁300～400毫升，分3次空腹內服。每週服藥5劑，停服2天。連續治療4週為1療程，以3個療程為限。

---

❶ 鄒恂達等，〈龍膽瀉肝湯加味治療高原紅血球增多症35例臨床觀察〉，《中醫雜誌》，1982，(4)：29。

【臨床療效】共治療35例，其中臨床治癒（症狀及體徵消失，紅血球計數、血紅蛋白和紅血球壓積降至診斷標準以下者）24例，占68.6%；好轉（症狀及體徵明顯好轉或基本消失，紅血球計數、血紅蛋白和紅血球壓積明顯下降，但未恢復到診斷標準以下者）8例，占22.8%；無效（症狀及體徵無明顯變化，紅血球計數、血紅蛋白和紅血球壓積無明顯改善者）3例，占8.6%。

【經驗體會】高原紅血球增多症屬慢性高原病的一種臨床類型，發病機制迄今尚未充分闡明，目前認為與慢性缺氧，促紅血球生成素形成增加，刺激骨髓，使造血功能加強有關。中醫雖未見有本病的記載，但根據本組病例的證候，筆者認為屬肝膽濕熱，故採用龍膽瀉肝湯治療。方中龍膽草瀉火除濕；黃芩、梔子助龍膽草以增強清瀉之效；澤瀉、木通、車前子引導濕熱從小便排出；生地黃益陰，防止苦燥傷陰或熱盛耗陰；甘草和藥調中。由於本病以血瘀為其特徵，故加枳殼、大黃與原方中柴胡、當歸相伍以行氣活血，使全方達到清熱利濕，行氣活血的功效，從而收到較好的治療效果。

2.降紅湯 ❷

【藥物組成】白花蛇舌草、知母各30克，半枝蓮、赤芍各25克，川芎、虎杖各20克，漏蘆、丹參各50克，黃柏、三棱、莪朮、黃藥子各15克，青黛5克，雄黃粉1克分沖。

【加減變化】肝脾腫大明顯者加鱉甲。

【功效】清熱解毒，活血化瘀。

【適應病症】真性紅血球增多症，屬熱壅血瘀者。症見頭痛、頭暈，疲乏無力，指趾麻木、鼻衄、齒衄，面色紅赤，肝脾腫大，舌質暗紅，邊有瘀斑，苔黃厚而乾，脈弦滑而數。

---

❷ 劉大同，〈降紅湯治療真性紅血球增多症兩例〉，《遼寧中醫雜誌》，1986, (11): 28。

【用藥方法】水煎服，日1劑，分2～3次服下。

【臨床療效】共治療2例，均臨床緩解，隨訪2～5年，療效較好。

【經驗體會】筆者認為本病乃熱毒內蘊，日久灼傷營血，脈絡損傷。血瘀脈阻，故見肝脾腫大，鼻衄、齒衄和皮下出血等。治宜活血化瘀和清熱解毒兼施，標本同治。方用青黛、虎杖、知柏、半枝蓮、黃藥子、白花舌蛇草、雄黃、漏蘆以清熱解毒；參、芍、棱、莪、芎以活血化瘀。據現代藥理研究，其中白花舌蛇草、雄黃、三棱、莪朮、黃藥子、半枝蓮、青黛等具有抗白血病的功效。故辨證與辨病相結合治療本症，取得較好效果。

3.益氣活血化瘀散 ❸

【藥物組成】人參30克，黃芪60克，三七、石決明各20克，薤白、丹參、赤白芍、地龍、當歸、桂枝各18克，桃仁、紅花、川芎、菊花、桔梗各15克。

【功效】益氣活血，清熱平肝，通絡行滯。

【適應病症】高原紅血球增多症，屬宗氣不足、氣滯血瘀者。症見形體消瘦，顏面黧黑，頭暈頭昏，心悸氣短，納差腹脹，神疲乏力，口唇發紺，舌質青紫，邊有瘀斑，脈細澀。

【用藥方法】以上諸藥，研末過篩。每服6克，日3次，溫開水送服，10天為1療程。休息3天後開始第2個療程，連服3個療程觀察結果。

【臨床療效】共治療5例，其中4例症狀完全消失而癒，血紅素降至162～176g/L；1例症狀明顯改善，血紅素降至193g/L，5例紅血球小於560萬/mm^3。

【經驗體會】高原「氣低」，造成人體之宗氣不足，是發生高原紅血球增多症的主要因素。「氣低」，大氣稀薄，故令宗氣生成不足。宗氣虛

---

❸　劉啟明等，〈益氣活血法治療高原紅血球增多症〉，《中醫藥學報》，1988，(1)：38。

弱，則令肺氣不足，肺失節治，呼吸失司而發生呼吸困難，胸悶憋氣，宗氣不足，則令心氣不足，無以貫心脈而血脈瘀阻，正如《內經・刺節真邪論》所說：「宗氣不下，脈中之血，凝而留止」。故見舌紫唇青，目赤指紺，舌質青紫、邊有瘀斑，宗氣虛弱，則令中氣不足，運化失常，納食減少，腹脹頻轉矢氣，肢倦乏力。由於宗氣不足之由，導致氣虛血滯，諸症叢生。上述方藥中，以參芪補氣為主藥；桂枝、薤白通陽行氣；桃仁、紅花、丹參、赤芍、地龍、三七、當歸、川芎活血化瘀通絡；菊花、白芍、桔梗、石決明清熱平肝為佐。全方益氣活血，清熱平肝，通絡行滯而取良效。

4.真紅緩解湯 ❹

【藥物組成】卷柏60克，紫草9克。

【加減變化】血瘀型，症見頭沈重悶脹感，眼結膜充血，面頰、鼻尖、口唇及手足皮膚呈紫紺色，冬天尤甚。手足末端感覺麻木，耳鳴，聽力、視力減退，心悸失眠，肋下積塊，舌質紫絳，舌苔淡黃膩，苔少，脈弦或澀，加赤芍9克，川芎9克，紅花5克，莪朮6克，桃仁6克；血熱型，症見頭刺痛，面頰、額部皮膚顏色鮮紅，眼結膜充血似「沙眼」，不寐，多夢，易怒，夏天多汗，口乾喜冷飲，便秘，小便短赤，常出現齒衄、鼻衄，舌質鮮紅，苔少或無苔，脈洪，加丹皮9克，知母9克，麥冬9克，茜草9克，生石膏24克；中風型，症見兩側顳部及頭頂部刺痛，有高血壓史，一側肢體麻木感，有中經絡或中臟腑史，一側肢體偏癱，肌力0～2級，加夏枯草12克，龍膽草9克，梔子9克，紅花5克，水蛭9克；如果患者在不發熱，白血球數 > 12×10^9/L，加青黛6克；氣虛體弱，加黃芪12克，黨參12克；頭昏腦脹，加天麻12克，鉤藤9克。

【功效】清熱解毒。

---

❹ 韓繼誠，〈真紅緩解湯治療真性紅血球增多症11例〉，《中國中西醫結合雜誌》，1995，(9)：555。

【適應病症】真性紅血球增多症。

【用藥方法】以上每日1劑，水煎分2次服，連續服中藥3個月觀察療效。

【臨床療效】治療11例，其中療程最短3個月，最長6個月，平均4.2個月。11例經治療後均好轉，血紅蛋白每月平均下降11.2g/L，紅血球及其壓積下降較快，白血球、血小板、粒細胞鹼性磷酸酶治療後有輕度下降，但較慢；動脈血氧飽和度治療前後無變化。治療後超音波檢查肝脾腫大11例中，回縮至正常者6例，縮小者5例。

【經驗體會】中醫認為此症屬於「血證」範圍，是由於人體正氣不足，感受毒邪侵襲，由表入裏，由於正氣虛，邪氣實，發展為肝腎陰虛，形成「血瘀」和「血熱」，進一步發展為「中風」；中醫認為腫瘤的形成與「血瘀凝滯」有關，不少腫瘤呈現出血瘀證，與現代醫學認為真紅可能是血液中腫瘤看法是一致的。筆者應用具有抗癌、解毒、清肝熱的卷柏、紫草，配合活血化瘀的中藥治療此病，獲得明顯效果。通過11例治療觀察到，真紅緩解湯能夠使患者血紅蛋白，紅血球，紅血球壓積逐步降至接近正常和正常範圍內。這可能與卷柏具有抗癌作用有關。根據藥理實驗證明：卷柏能延長實體腫瘤小鼠的生存期，並發現動物之腎上腺皮質束狀帶增寬，並有增強機體代謝和網狀內皮系統功能的作用，具有傳統醫學中「扶正祛邪」的雙重作用。筆者觀察到患者用中藥治療後白血球和中性粒細胞鹼性磷酸酶染色陽性率和積分下降較慢，加用青黛後療效顯著，血小板降幅較小。用藥後3～6個月才能發揮最高效力，血象降至正常後，最好每隔1～2個月檢查血象，如果血象有上升，間歇服中草藥，保持療效，使疾病緩解時間延長。卷柏劑量由60克增至80克，亦未見不良反應。

第九章　嗜酸性粒細胞增多症

外周血液中嗜酸性粒細胞的分類計數超過4%或絕對數大於400×10⁹/L時稱嗜酸性粒細胞增多症(eosinophilia)。嗜酸性粒細胞增多症並非一個獨立的疾病，可由多種疾病引起，常繼發於寄生蟲病、變態反應性疾病（如支氣管哮喘、蕁麻疹、血管神經性水腫、血清病、枯草熱）、皮膚病（如天皰瘡、皰疹性皮膚炎、剝脫性皮膚炎、牛皮癬等）、胃腸道疾病、血液病及其他惡性腫瘤、某些物理化學性損害（如微量或中等量的X光反覆照射、青黴素、鏈黴素、磺胺類等藥物使用後）等。其中以變態反應性疾病和寄生蟲病引起較為多見，臨床表現多由原發病所決定。中醫據其臨床表現，大致可歸屬於「蟲證」、「腹痛」、「癮疹」、「哮喘」等範疇。

1.疏風肅肺湯 ❶

【藥物組成】桑葉、甘草、桔梗各5克，前胡、蒼耳子、杏仁、蟬蛻各9克，豨薟草15克，地龍10克，黃芩6克。

【加減變化】胸悶咳喘者加枇杷葉、杏仁、浙貝母各9克，枳殼、厚朴各5克；風邪搔癢者加蒼耳子、刺蒺藜各10克；發熱者加銀花、連翹各10克，地丁、板藍根各15克；痰黃稠者加南星、桔梗各15克，竹茹、魚腥草各15克。

【功效】祛風化痰，宣肺止咳。

【適應病症】嗜酸性粒細胞增多症，邪氣犯肺型。以畏寒、發熱、咳嗽為主要症狀，咯痰黃稠或白粘，胸悶不舒，晨輕夜重，時有皮疹紅斑，舌苔薄白或薄黃，脈弦滑者。

---

❶ 黃可成，〈嗜酸性粒細胞增多症臨證體會〉，《新中醫》，1983, (7): 33。

【用藥方法】水煎服，日1劑。

【臨床療效】共治療風痰型8例，全部治癒臨床症狀消失，嗜酸性粒細胞計數正常。

【經驗體會】中醫認為本病以「風、痰、熱」為主要致病因素。風邪上受，首先犯肺，引動伏邪，脾陽內傷，痰飲停聚，內外相引。因此，治療宜袪風化痰，清熱和中為主，上宜清肅其肺系，中宜運化其脾胃，選用輕辛宣透，微苦燥濕之品，筆者臨床觀察不少微辛性平之藥，有很好的疏風解表、清熱、和胃、利濕的作用，如桑葉、蒼耳子、前胡、蟬蛻、款冬花、佩蘭、蠶砂等。出現咳喘、紅疹加劇時，則從「風熱」辨證施治，治療上用桑葉、蟬蛻、黃芩、豨薟草、地龍、木蝴蝶等，確有一定療效。在「痰熱型」中後期，用烏梅、五味子酸斂之品，原意是針對「夜間咳喘甚，微汗出」，斂肺止咳化痰而用的，但筆者臨床觀察，對降低嗜酸性粒細胞有明顯作用，並能減輕自覺症狀。

2. 烏梅湯 ❷

【藥物組成】烏梅15克，川楝子10克，白朮10克，熟地12克，五味子6克，山藥10克，肉豆蔻12克，山楂15克。

【功效】健脾，驅蟲，斂肺。

【適應病症】嗜酸性粒細胞增多症以寄生蟲引起者。症見頭暈、乏力、納差、面黃，脅肋脘腹疼痛陣作，難以忍受，大便偏乾，舌淡苔白，有蟲斑，脈細緩。

【用藥方法】1日1劑，分3次，水煎飯前服。

【臨床療效】共治療20例，嗜酸性粒細胞計數850/mm³以上者8例，以下者4例，均痊癒。

【經驗體會】引起此病主要原因有：寄生蟲病，變態反應性疾病，

---

❷ 程潤泉，〈烏梅湯治療嗜酸性粒細胞增多症20例〉，《雲南中醫雜誌》，1986, (1): 20。

皮膚病，血液病，理化病等。中醫無此病名，但臨床上從肺、脾、蟲治，收效良好。烏梅，《本草綱目》載，脾肺二經血分藥也，能收斂肺氣，治燥咳，除熱煩滿，止肢體痛等。烏梅湯全方偏酸，酸味具濃，具有健脾、驅蟲、斂肺之功。現代藥理研究表明：烏梅湯對變態反應導致嗜酸性粒細胞增多症的治療，主要是基於能抑制肥大細胞脫顆粒的作用，從而抑制過敏反應的發生、發展，並改善其血象。且具有提高機體免疫功能的作用，可提高特異性抗體生成和促進抗體恢復。

3. 加減止嗽散 ❸

【藥物組成】紫菀、款冬花各12克，百部、葶藶子各15克，檳榔12克，桔梗、白前、枳殼各10克，甘草4.5克。

【加減變化】畏寒，發熱，舌苔薄白者加麻黃、荊芥；氣促甚者加蘇子；久咳不止者加五味子。

【功效】肅肺驅蟲，下氣止咳。

【適應病症】嗜酸性粒細胞增多症。症見咳嗽、氣促、少痰等，呈陣發性發作，尤以夜間為甚者。

【用藥方法】成人每日1劑，水煎服。

【臨床療效】治療154例，其中顯效（服藥3天後咳嗽、氣促基本控制，夜間偶發，血象檢查：嗜酸性粒細胞相對數、絕對數明顯下降，X光檢查肺部浸潤很快消失，其他症狀明顯改善）75例；有效（服藥6天後咳嗽、氣促明顯好轉，夜間減輕，血象檢查：嗜酸性粒細胞相對數、絕對數比服藥前有所下降，X光檢查肺部浸潤基本消失，其他症狀有改善）56例；無效（服藥9天後咳嗽、氣促減輕不明顯，或伴發感染等，血象檢查：嗜酸性粒細胞相對數、絕對數均比服藥前下降不明顯，X光檢查肺部浸潤消失不明顯，其他症狀改善亦不明顯）23例。總有效率85.06%。

---

❸　王瑞淦，〈加減止嗽散治療熱帶嗜酸性粒細胞增多症154例〉，《浙江中醫雜誌》，1992，（11）：490。

【經驗體會】依據本病特點及臨床表現，與中醫學中的咳嗽、喘證頗為相似。冬春之季，風寒當令，內侵傷肺，肺氣壅遏不宣，清肅之令失常，致咳嗽少痰，氣促，發病急驟，病程纏綿，西醫則認為本病與絲蟲等感染有關。因此在治療上以肅肺為主，驅蟲為輔。用紫菀、款冬花化痰止咳；桔梗、枳殼、白前肅肺祛痰；葶藶子瀉肺定喘；百部止咳殺蟲；檳榔理氣殺蟲；甘草潤肺止咳，緩和諸藥，以奏溫潤祛邪，啟門驅賊，使客邪易散，肺氣安寧，諸症向愈。

4.半夏瀉心湯 ❹

【藥物組成】製半夏、黃芩、黃連、黨參各10克，乾薑8克，炙甘草或生甘草5克，大棗3～5枚。

【加減變化】伴有蕁麻疹者加防風15克；氣血虛弱者加黃芪15克，當歸10克；氣滯血瘀者加柴胡、郁金各10克；腹痛特別劇烈者加厚朴10克，生白芍20克；陰虛內熱者加地骨皮、烏梅各10克。

【功效】辛開苦降，和暢氣機，清熱燥濕。

【適應病症】嗜酸性粒細胞增多症。症見反覆發作性腹痛，疼痛難忍，時有腹瀉與便秘交替發作，納呆，腹脹，舌苔白膩或黃膩，脈弦細數。

【用藥方法】水煎服，日1劑，分2次服。

【臨床療效】共治療31例，均取得腹痛消失，EOS絕對計數多次檢測達到正常值。腹痛症狀消失取效時間最短3天14例，最長11天3例，平均6.7天。EOS絕對計數恢復正常，最短7天11例，最長22天2例，平均12.3天。

【經驗體會】本病屬中醫「腹痛」範疇。究其病因，過多的組織胺可視為血中之「濁」，影響了腸之泌別清濁和傳導之功，導致氣機阻塞，

---

❹ 唐長金，〈半夏瀉心湯治療嗜酸性粒細胞增多症31例〉，《安徽中醫學院學報》，1993，(3)：27。

升降失常，腑氣不通而痛。筆者本此認識而擬用半夏瀉心湯治療。方中半夏、乾薑味辛而散，可燥濕化痰、健脾和胃；黨參補中氣助胃腸之清氣升發；黃芩、黃連苦降瀉濁。

5. 補肺湯 ❺

【藥物組成】桂枝、炒蘇子、桑白皮、半夏、紫菀、杏仁、黨參、甘草、五味子、射干、款冬花、麻黃、乾薑、細辛。

【加減變化】哮喘，加地龍乾、殭蠶；咳血痰，加生梨皮、藕節、側柏葉；久咳肺虛汗多，方中麻黃改為麻黃根，再加黃芪；兼有口乾、舌質紅等熱象，加熟地、白芍。

【功效】溫肺散寒，補益肺氣。

【適應病症】熱帶嗜酸性粒細胞增多症，中醫辨證以肺氣不足，痰飲留戀為主。

【用藥方法】酌量水煎服，小兒患者每日1劑，水煎2遍，分4次服。

【臨床療效】治療50例，其中痊癒（經治療咳嗽消失，血嗜酸性粒細胞總數及百分比降至正常，X光檢查斑片狀陰影消失）31例；好轉（經治療咳嗽明顯減輕，但每日仍有幾聲咳嗽，血常規檢查嗜酸性粒細胞基本降至正常）13例；無效（經治療後咳嗽纏綿不癒，血嗜酸性粒細胞不能降至正常範圍者）6例。總有效率88%。有效病例的獲效時間為陣發性咳嗽最短服藥2天見效，最長14天，平均8天；血嗜酸性粒細胞最快5天降至正常，最慢21天，平均13天。

【經驗體會】熱帶嗜酸性粒細胞增多症為變態反應性疾病。患者主要表現為反覆陣發性咳嗽或咯少許粘痰，尤為咽癢致咳，夜間加重，此乃風寒侵肺，肺氣不利之故，補肺湯中麻黃、桂枝、細辛、乾薑辛溫解表，溫肺散寒；杏仁、蘇子、射干、桑白皮、半夏宣通開降，調達肺氣；

---

❺ 陳秀英等，〈補肺湯治療熱帶嗜酸性粒細胞增多症50例臨床觀察〉，《甘肅中醫》，1995，(6)：13。

正虛邪戀反覆發作，用黨參、五味子補益肺氣，收斂耗散之津；加上治療久咳要藥紫苑、款冬花，以甘草調之，君臣佐使，齊心協力，共奏奇效。

6.清熱解毒湯 ❻

【藥物組成】大青葉10克，板藍根10克，紫花地丁10克，黃芪10克，生甘草15克。

【加減變化】有表證者，加金銀花10克；喘咳明顯者，加桑白皮10克，炙黃芪10克，徐長卿15克；長期低熱、消瘦乏力者，加黃芪30克，黨參10克，青蒿10克。

【功效】清熱解毒。

【適應病症】嗜酸性粒細胞增多症。

【用藥方法】水煎早晚分服，每日1劑。

【臨床療效】23例患者服藥5～10劑後，檢查嗜酸性粒細胞均降至400/mm³以下。2個月後3例復發，又服上方治癒。

【經驗體會】由多種病因所致的嗜酸性粒細胞增多症，據臨床表現，中醫可分為若干證型，以往筆者曾據型論治，收效欠佳，對表現為長期低熱、倦怠乏力，尤感棘手。後發現患者病初多具感受溫熱之邪的肺衛證候，而後期以肺脾氣虛為主，遂改用清熱解毒法為主，清解餘邪，略佐黃芪、黨參之類益氣扶正，臨床驗證，果然奏效。可見中醫對嗜酸性粒細胞增多症的辨證論治，重點在於把握其病因病機，以解毒攻邪為主，隨症加減，就能收到理想的效果。

---

❻ 陳宗法，〈清熱解毒為主治療嗜酸性粒細胞增多症40例〉，《河北中西醫結合雜誌》，1997，(1)：63。

海峽兩岸中醫學界的空前巨獻

集合北京、山東、上海、江西、成都各中醫藥大學及國立臺灣大學、元培科學技術學院多位學者共同策畫編寫

現代 中醫論叢

基礎理論類：中醫基礎理論學、中醫診斷學……等

介紹中醫學理論體系的重要專業基礎和入門課程，包括中醫理論體系的形成和發展，陰陽五行、藏象、氣血津液、經絡、病因病機等重要基本學說，診察病情、辨別證候的基礎理論知識和技能，中醫診療及防治原則等。

臨床診斷類：骨刺中醫論治、中風中醫論治、男科中醫論治、腎炎中醫論治、血液病中醫論治……等

推動中醫藥運用，造福廣大患者，分類收錄當代各病症內服、外敷、熏洗、離子導入、針灸療法之名方、驗方、有效良方，並依症狀臚列方藥組成，不僅條理層次分明、內容詳實，更便利讀者查閱應用。這些方藥和療法的系統資料，定能開擴讀者臨證思路，提高診療水準。

病案討論類：當代中醫婦科奇症精粹……等

依各類病症收錄作者留心積累之典型案例，並精選近四十年來著名中醫書刊奇症驗案效方，每類皆先論理再列治法、方藥、驗案，最後以按語注釋闡明個人觀點體會，搜羅廣泛，嚴謹而詳實。

海峽兩岸中醫學界的空前巨獻

骨刺中醫論治
北京中醫藥大學　余明哲
上海中醫藥大學　范玉櫻　編著

　　骨刺又稱骨質增生、骨贅、增生性
關節炎，為現代常見疾病之一。患者
多為中老年人，症情頑固，纏綿難
癒，給病患帶來很大的精神痛苦。在
治療上，中醫從整體觀念出發，不僅
重視病因、證候表現，更重視其病變
部位，以取得較好的療效。本書收錄
當代中醫診治骨刺之名方、驗方、有
效良方，包括內服、外敷、熏洗、離
子導入、針灸療法等，並提供系統資
料，希望對相關醫務工作者臨證有所
助益。

中風中醫論治
北京中醫藥大學　余明哲
上海中醫藥大學　范玉櫻　編著

　　中風又稱腦卒中，是嚴重危害人類
健康的常見病、多發病。其發病率、
致殘率、死亡率之高，給社會、家
庭、個人帶來沈重負擔。中風後存在
的諸多後遺症，又嚴重影響患者生活
質量和生存能力。中醫診治中風歷史
悠久，特別是以《內經》理論基礎創
制的諸多有效方劑。本書收錄當代醫
家診治中風之名方、驗方、有效良方
以及臨床效果顯著的針灸療法，並提
供系統資料。

現代中醫論叢・臨床診斷類

男科中醫論治
北京中醫藥大學　余明哲
上海中醫藥大學　范玉櫻　編著

　　男科病主要指男性性功能障礙、男性不育、前列腺病、性傳播疾病以及外陰其他疾病。由於其特有的複雜性，中醫藥在臨床實踐中具有不可替代的作用。本書收錄當代醫家治療男性病經驗可靠、行之有效的方藥及其系統資料，針對男科病中的常見病、多發病，編成此書，對於男科臨床診治有相當助益。

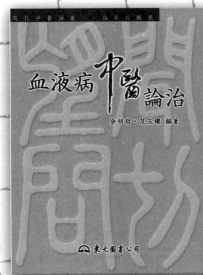

血液病中醫論治
北京中醫藥大學　余明哲
上海中醫藥大學　范玉櫻　編著

　　血液病為現代人重大疾病之一，凡原發於造血系統和主要累及造血系統的疾病，都為其範疇。中醫本「辨證求因、審因論治」之理論，積累了豐富的經驗，尤其在緩解西藥治療的毒副作用方面，發揮不可替代的作用。本書收集當代中醫醫家診治常見血液病之名方、驗方、有效良方百餘種，依症狀臟列方藥組成，條理層次分明、內容詳實，更便利讀者查閱應用，定能開擴讀者臨證思路，提高診療水準。

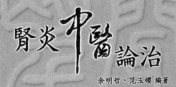

腎炎中醫論治
北京中醫藥大學　余明哲
上海中醫藥大學　范玉櫻　編著

　　急、慢性腎小球腎炎是危害人們身體健康的常見病、多發病，其臨床治癒率、緩解率低，給患者帶來極大痛苦，甚至危及生命。中醫工作者採用辨證論治觀點，對急、慢性腎小球腎炎進行多方深入的探討，取得了顯著的療效。本書收集當代醫家診治腎炎之名方、驗方、有效良方以及臨床效果顯著的中醫藥療法；並提供系統資料，彙編成書，供從事腎炎之臨床、科研同道參考、借鑒。

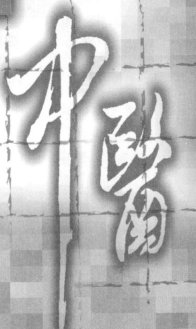

探索醫療之心
重獲生命尊嚴

生命的尊嚴
——探討醫療之心

現代醫療藉助科技，成功地治癒許多疾病，挽回無數生命。但在此一過程中，患者卻逐漸被「物化」，喪失應有的尊嚴。本書針對此一現象提出反省，讓人人在藉由醫療安然面對病痛與死亡之時，也能獲得應有的尊嚴。

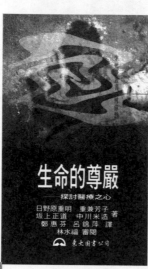

生命的尊嚴
——探討醫療之心
日野原重明・重兼芳子
坂上正道・中川米造 著
鄭惠芬・呂綿萍 譯
林水福 審閱
東大圖書公司

心靈治療
——信仰與精神醫學

自古以來，民俗宗教在醫療上所占的地位舉足輕重，但在宗教與醫療各自分工的現代社會，這種現象是否依然存在？民俗宗教與現代醫療如何相輔相成？信仰與精神醫學有何種關係？在本書中都有深入而廣泛的探討。

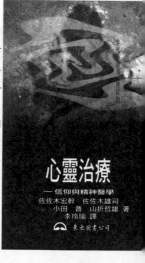

心靈治療
——信仰與精神醫學
佐佐木宏幹・佐佐木雄司
小田晉・山折哲雄 著
李玲瑜 譯
東大圖書公司

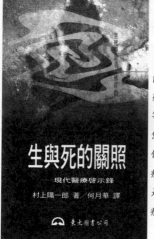

生與死的關照
——現代醫療啟示錄
村上陽一郎 著／何月華 譯
東大圖書公司

生與死的關照
——現代醫療啟示錄

本書透過對醫療倫理、醫院內部感染、器官移植、安樂死、腦死、告知權、愛滋病等種種問題的根本探討，讓您重新思考生為何物？死為何物？什麼才是正確的醫療？觀念新穎，析理深刻，是不可錯過的一部「現代醫療啟示錄」。

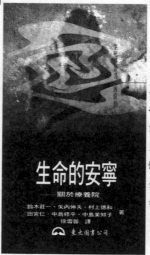

生命的安寧
——關於療養院
鈴木莊一・矢內伸夫・村上德和
田宮仁・中島修平・中島美知子 著
徐雪蓉 譯
東大圖書公司

生命的安寧
——關於療養院

末期病人有別於一般的病人，其醫療與照顧需要我們投注更多的關懷與付出，才能幫助病人安寧地走完人生。本書六位作者透過親身體驗，以醫療與宗教的角度分別提出看法，值得大家參考。

以上書籍收錄於東大圖書出版・生死學